Vassilis Anagnostou

Körperliche Aktivität und Training mit chronischer Niereninsuffizienz

GRIN Verlag

Bibliografische Information der Deutschen Nationalbibliothek:

Die Deutsche Bibliothek verzeichnet diese Publikation in der Deutschen Nationalbibliografie; detaillierte bibliografische Daten sind im Internet über http://dnb.d-nb.de/ abrufbar.

Impressum:

Druck und Bindung: Books on Demand GmbH, Norderstedt Germany
ISBN: 978-3-640-36921-8

Dieses Buch bei GRIN:

http://www.grin.com/de/e-book/130804/koerperliche-aktivitaet-und-training-mit-chronischer-niereninsuffizienz

Deutsche Sporthochschule Köln
Institut für Kreislaufforschung und Sportmedizin

Sommersemester 2008

Ausarbeitung

für die

Spezialisierung: Innere Medizin

Körperliche Aktivität und Training mit chronischer Niereninsuffizienz

Vorgelegt von

Vassilis Anagnostou

Inhaltsverzeichnis

1. Die Niere – Anatomie und Funktion

1.1. Lage und äußere Anatomie

Die Nieren sind ein Paar bohnenförmiger, rötlicher Organe, gelegen an der rückwärtigen Abdominalwand hinter der Bauchhöhle. Sie liegen zwischen dem letzten Brust- und 3. Lendenwirbel, wobei das obere Drittel der Nieren durch die 11. und 12. Rippe geschützt wird. Aufgrund der Ausdehnung der Leber liegt die rechte Niere etwas tiefer und ist minimal kleiner als die linke. Oben auf der Niere sitzt kapuzenförmig die Nebenniere auf.

Jede Niere eines Erwachsenen ist etwa 10-12 cm lang, 5-6 cm breit und 3-4 cm dick und wiegt 120-160 g. Der mediale, der Wirbelsäule zugewandte Rand, ist eingebuchtet. Hier befindet sich die Durchtrittspforte für Blut- und Lymphgefäße sowie Harnleiter und Nerven.

Eingebettet sind die Nieren in eine bindegewebige mit einer Fettschicht ausgekleideten Organkapsel. Diese hält sie in ihrer natürlichen Lage im Bauchraum und schützt vor Verletzungen.

Beim Ein- und Ausatmen bewegen sich die Nieren einige Zentimeter auf und ab. Diese Beweglichkeit kann allerdings aufgrund von Abnahme des Kapselfettes oder durch Verringerung des Druckes im Bauchraum nach mehreren Geburten sehr stark zunehmen.

Pathologisch ist hier das Phänomen der Nephroptose (Senkniere), bei der das Organ so weit, aufgrund der Bindegewebsschwäche abrutscht, dass es zu einem Abknicken des Harnleiters kommen kann.

Frauen sind davon zehnmal häufiger betroffen als Männer (vgl. TORTORA, DERRICKSON, 2006, S.1154).

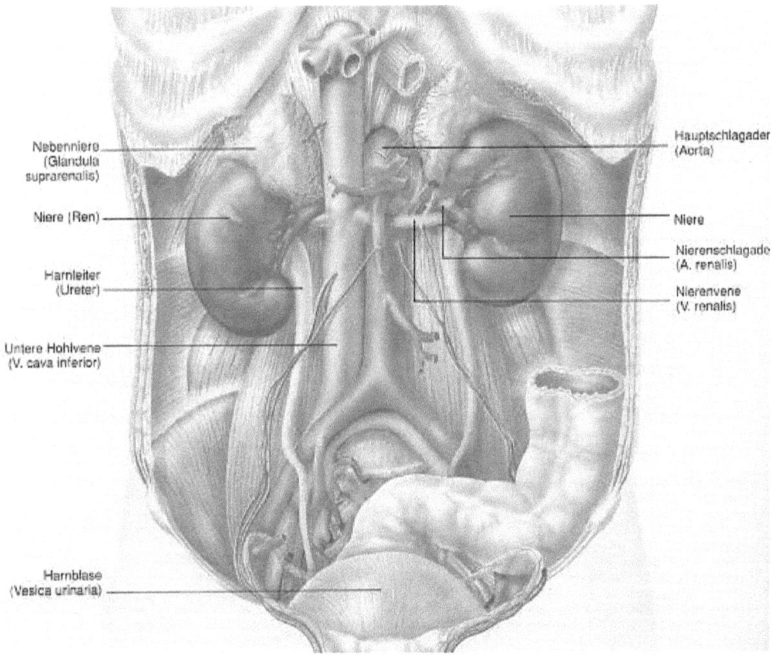

Abb.1: Die Lage der Nieren im Körper (Quelle: www.niele.net)

1.2. Innere Anatomie

Grob lässt sich das Nierengewebe in zwei unterschiedliche Bereiche unterteilen. Die Nierenrinde (cortex renalis) und das Nierenmark (medulla renalis), welche zusammen den funktionierenden Zellapparat, das Parenchym, der Niere bilden. Innerhalb des Parenchyms befinden sich Millionen von Nephronen, die eigentlichen Funktionseinheiten der Niere, welche den Urin bilden und diesen in feinen Kanälen zum Nierenbecken leiten.
Jedes Nephron ist in zwei Abschnitte unterteilt:

1. Das Nierenkörperchen: Hier werden durchschnittlich ca. 150-180 l Primärharn pro Tag aus dem Blut gefiltert.
2. Das Harnkanälchen (Tubulus): In diesen Abschnitt werden 99% des vorher abgefilterten Primärharns aktiv und passiv zurück ins Blut transportiert, sodass letztendlich nur 1-2 Liter Urin aus dem Körper ausgeschieden werden.

Versorgt und umgeben werden die einzelnen Nephrone von einem weit verzweigten und stark kapillarisierten System von Blutgefäßen. Hier wird einerseits der Primärharn

herausgefiltert und andererseits kann ein Großteil der zuvor gefilterten Stoffe (auch das Wasser) wieder zurück ins Blut gelangen. Dieses System stellt auch die Blutversorgung der Nephrone selbst sicher. Beim Erwachsenen beträgt die Nierendurchblutung ca. 1200 ml/min, was 20-25% des Herzzeitvolumens ausmacht.
Die Durchblutung bleibt auch vom schwankenden arteriellen Blutdruck unbeeinflusst, solange sich dieser innerhalb von 80-180 mmHg befindet, da das Kapillarsystem der Nephrone über eine sich anpassende Autoregulation verfügt. Erst bei einem systolischen Blutdruck unterhalb von 80 mmHg kann keine Gegenregulation mehr stattfinden und die Urinproduktion versiegt (vgl. DAUL et al., 1997, S.19).

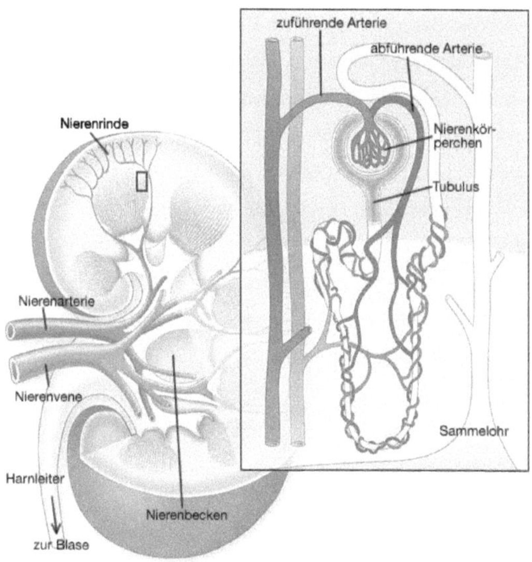

Abb 2.: Aufbau der Niere und eines Nephrons (Quellle: www.diabetespro.de)

Die Anzahl der Nephrone steht schon bei Geburt fest und kann im Laufe des Lebens nicht mehr steigen. Zu beobachten hingegen ist eine Größenzunahme der einzelnen Nephrone. So ist es möglich, dass eine Verminderung der Nierenleistung aufgrund von Verletzung oder Erkrankung nicht auffällt, da die verbliebenen Nephrone den Ausfall kompensieren. Erst wenn die Nierenleistung unter 25% des Normalwertes sinkt ist keine ausreichende Funktion mehr gegeben. Daher erklärt sich auch, dass ein Mensch problemlos mit nur einer funktionierenden Niere leben kann (TORTORA, DERRICKSON, 2006, S. 1162)

1.3. Der physiologische Vorgang der Urinproduktion

Die Urinproduktion verläuft im Wesentlichen in drei Schritten:

1. Glumerale Filtration. Diese findet im Bereich der Nierenkörperchen statt. Wasser und die meisten im Blutplasma gelösten Bestandteile (bis auf Proteine und Blutzellen) gelangen an dieser Stelle durch Kapillarwände in die Harnkanälchen.
   Wichtig in diesem Zusammenhang zu nennen ist die glumerale Filtrationsrate (GFR). Sie gibt die von allen Nierenkörperchen gebildete Menge an Filtrat (Primärharn) pro Minute an. Um eine Homöostase der Körperflüssigkeiten zu gewährleisten muss die GFR möglichst konstant gehalten werden. Sie liegt beim Erwachsenen Mann bei ca. 125 ml/min und kann über verschiedene Mechanismen gesteuert werden.
2. Tubuläre Rückresorption. Dieser Prozess findet in den Tubuli statt. 99% des vorher abgefilterten Wassers und der darin enthaltenen Bestandteile werden aus den Harnkanälchen wieder ins Blut zurückgegeben. Dies ist auch notwendig, da sonst innerhalb einer halben Stunde die gesamte Blutplasmamenge aus dem Körper gefiltert würde.
3. Tubuläre Sekretion. Bei diesem dritten Austauschvorgang werden gezielt Abfallprodukte wie Pharmaka oder überschüssige Ionen aus dem Blut in die Harnkanälchen abgegeben und als Urin ausgeschieden (ebd. S. 1163ff.).

Während dieses fortlaufenden Vorgangs vollzieht die Niere folgende Aufgaben:

1.4. Funktionen der Niere

- Regulierung der Körpersalze (Ionenhaushalt) im Blut
- Regulierung des pH-Wertes im Blut
- Regulierung des Blutvolumens und des Blutdrucks
- Regulierung des Glucosespiegels im Blut
- Hormonproduktion
- Ausscheidung von Abfallprodukten und Fremdsubstanzen im Blut (Entgiftungsfunktion)

1.4.1. Regulierung der Körpersalze (Ionenhaushalt) im Blut

Salze bestehen aus einer Verbindung von positiv (Kationen) und negativ (Anionen) geladenen Ionen. Die in Wasser gelösten Ionen der Salze bezeichnet man als Elektrolyte.

Biologische Elektrolyte sind für die Funktion aller Zellen des Körpers unentbehrlich, da sie maßgeblich den Wasserhaushalt beeinflussen und in einem bestimmten Gleichgewicht gehalten werden müssen. Die Menge der sich im Körper befindlichen Elektrolyte ist abhängig von der nahrungsbedingten Zugabe oder eventuelle Verluste durch Schwitzen, Erbrechen oder Durchfall (vgl. DAUL et al., 1997, S. 24).
Die Einstellung des Ionenhaushaltes beginnt sobald der Primärharn die Harnkanälchen erreicht. Bei der tubulären Rückresorption wird die Menge der benötigten Natrium-, Chlorid-, Kalium-, Calcium-, Bicarbonat- und Phosphationen von den Zellen der Tubuli genauestens auf den Bedarf des Körpers eingestellt.
Generell ist es die Aufgabe der Niere für den Körper wichtige Stoffe zurückzuhalten. Ausgeschieden werden nur überschüssige Ionen, welche die Homöostase des Körpers gefährden. Bei normaler Nierenfunktion werden beispielsweise weniger als 1% der Natrium-, Chlorid- oder Bicarbonationen mit dem Urin ausgeschieden (vgl. TORTORA, DERRICKSON, 2006, S.1169).

1.4.2. Regulierung des Blutvolumens und des Blutdrucks

Eng gebunden an die Fähigkeit bestimmte Ionen zurückzuhalten oder in den Urin abzugeben ist auch die Funktion der Niere das Blutvolumen mittels vermehrter oder verringerter Wasserausscheidung zu beeinflussen.
Herrscht im Körper ein niedriger Blutdruck werden in der tubulären Rückresorption viele Elektrolyte, wie z.B. Natrium- oder Chloridionen ins Blut zurückgegeben. Dies hat zur Folge, dass automatisch ebenfalls mehr Wasser in die Blutbahn zurück gelangt. Zurückzuführen sind diese Vorgänge u. a. auf die Stimulation des Renin-Angiotensin-Aldosteron-Systems. Dieses System wird in Gang gesetzt, sobald bei einem Blutdruckabfall innerhalb der Niere das Hormon Renin freigesetzt wird.
Einen ähnlichen Effekt mit anderen Wirkungszusammenhängen hat auch die Ausschüttung des antidiuretischen Hormons (ADH). Konsequenz ist aber in beiden Fällen ein Blutdruckanstieg.
Die umgekehrte Wirkung hat hingegen die Freisetzung des natriuretischen Peptids (ANP) im Herzen. Die Wasserrückresorption wird gehemmt und der Blutdruck fällt. Angelehnt an dieses Wirkungsprinzip ist die Behandlung von Hypertonie-Patienten mit Diuretika (ebd. S.1178).

1.4.3. Regulierung des pH-Wertes im Blut

Durch ihre Fähigkeit Protonen und Bikarbonat auszuscheiden, kommt den Nieren auch eine zentrale Rolle bei der Regulation des Säure-Basen-Haushalts zu. Die Konstanthaltung des pH-Wertes im Blut ist besonders für die Funktion von Proteinen von Bedeutung. Dieser liegt im Mittel bei einem Wert von 7,4 und führt bei größeren Abweichungen zu Stoffwechselstörungen. Dauerhafte extreme Veränderungen führen zum Tod.
Die Niere hat vor allem die Aufgabe eine langfristige Sicherung des Säure-Basen-Haushaltes zu gewährleisten.

1.4.4. Regulierung des Glucosespiegels im Blut

Bei organischen Substanzen wie Aminosäuren und Glucose erzielt die Niere eine Rückresorptionsrate von annähernd 100%, sie erklärt sich durch die große Bedeutung dieser Stoffe für den Körper. Steigt die Glucosekonzentration allerdings über 200 mg/ml, kann die Glucose nicht mehr vollständig zurück in die Blutbahn gelangen und wird ausgeschieden. Dieser Zustand wird als Glucosurie bezeichnet und deutet in der Regel auf Diebetes mellitus hin (vgl. TORTORA, DERRICKSON, 2006, S.1170).

1.4.5. Hormonproduktion

Neben der schon bei der Blutdruckregulation angesprochenen Stimulation des Renin-Angiotensin-Aldosteron-Systems produziert die Leber auch das Hormon Erythropoietin. Es hat die Aufgabe die Bildung von Erythrozyten dem Sauerstoffbedarf der Gewebe und Organe anzupassen. Sinkt die Nierenfunktion, aufgrund einer chronischen Nierenerkrankung, fehlt dem Knochenmark der Reiz zur Erythrozytenproduktion. Dies wiederum stellt die wichtigste Ursache der Anämie dar.
Ähnlich verhält es sich mit dem zu den Hormonen gezählten Vitamin D^3. Dieses Hormon wird nach vorhergehenden Stoffwechselvorgängen in der Haut und der Leber nur in der Niere gebildet und ist ein wichtiger Baustein im Knochenstoffwechsel. Ein Mangel, der auch auf eine chronische Nierenerkrankung zurückgehen kann, hat eine Demineraisierung des Skeletts zur Folge und kann sich bei Kindern in einer Rachitis manifestieren (vgl. DAUL et al., 1997, S. 27).

1.4.6. Ausscheidung von Abfallprodukten und Fremdsubstanzen im Blut (Entgiftungsfunktion)

Neben den Funktionen der Hormonsproduktion und der Regulation der Homöostase von Körperflüssigkeiten und der darin gelösten Bestandteile (beispielsweise Elektrolyte) hat die Niere auch die Aufgabe der reinen Ausscheidung von Abfallprodukten des Stoffwechsels und Fremdsubstanzen, die z. B. mit der Nahrung aufgenommen wurden. Dazu können Medikamente wie Penicillin oder Drogen und Umweltgifte gehören.
Zu der Gruppe der Stoffwechselendprodukte, die ausgeschieden werden gehören Harnstoff, Harnsäure oder Kreatinin (ebd. S.23).

2. Niereninsuffizienz

Unter Niereninsuffizienz versteht man die Einschränkung der Nierenausscheidungsfunktion. Leitbefund ist die Erhöhung der Harnpflichtungen Substanzen im Blut.

Man unterscheidet eine akute Niereninsuffizienz (Syn. Akutes Nierenversagen) und eine chronische Niereninsuffizienz. Beim akuten Nierenversagen entwickelt sich die Nierenfunktionsstörung innerhalb von Stunden oder Tagen, bei der chronischen Niereninsuffizienz innerhalb von Monaten bis Jahren. Ein akutes Nierenversagen kommt nur in den seltenen Fällen eines schweren Muskeltraumas oder einer exzessiven Beanspruchung vor. In den meisten Fällen liegt ein chronisches Nierenversagen vor.

2.1. Chronische Niereninsuffizienz

2.1.1. Definition:

Unter einer chronischen Niereninsuffizienz versteht man die sich über Monate und Jahre entwickelnde Abnahme der glomerulären Filtrationsrate durch eine Verminderung von funktionsfähigen Nephronen. (HAUTMANN et al., 2001, S. 34)

2.1.2. Stadien der chronischen Niereninsuffizienz

Es werden 4 Stadien der chronischen Niereninsuffizienz unterschieden:

1. Kompensiertes Dauerstadium (Nierenfunktionseinschränkung)

   Die Nieren sind normalerweise so leistungsfähig, dass eine Abnahme der Funktion sich erst dann zeigt, wenn die Hälfte der zwei Millionen Funktionseinheiten (Nephrone) ausfällt. In diesem Stadium ist die Nierenfunktion noch ausreichend, obwohl eine Grunderkrankung besteht. Eine relevante Funktionsstörung liegt erst ab einem Blut-Kreatinin-Wert von 1,2 mg/dl (Milligramm pro Deziliter) vor.

   Dieses Stadium birgt insbesondere Risiken bei der medikamentösen Therapie, vor allem bei älteren Patienten, da die Dosierung an die Nierenfunktion angepasst werden muss.

   Es gibt keine Symptome oder Beschwerden in diesem Stadium.

2. Kompensierte Retention (Azotämie)

   Die Tatsache, dass die Niere die harnpflichtigen Substanzen "zurückhält" (und nicht aus dem Blut filtriert und über den Harn ausscheidet), nennt man auch Retention. Bis zu einem gewissen Grad der Funktionsstörung können die Nieren trotzdem noch einige Zeit alle diese Substanzen ausscheiden. Die Störung wird durch den erhöhten Gehalt an diesen harnpflichtigen Substanzen im Blut (das Serumkreatinin kann bis 6 mg/dl ansteigen) kompensiert, denn dieser "Druck" erhöht auch die Filtrationsleistung der übrigen Nephrone.

   Symptome im Stadium II sind Polyurie (krankhafte Vermehrung der Harnmenge), Polydipsie (krankhaft gesteigerter Durst), Anämie (Blutarmut), Veränderungen des Calcium-Phosphat-Haushalts.

3. Dekompensierte Retention (Präurämie)

   Damit wird die fortgeschrittene Niereninsuffizienz mit zunehmender klinischer Symptomatik bezeichnet. Die harnpflichtigen Substanzen im Blut steigen weiter kontinuierlich. Die Niere kann die Ausscheidung dieser Substanzen nicht mehr gewährleisten (Dekompensation). Die Serumkreatininwerte betragen in diesem Stadium zwischen 6 und ca. 10 mg/dl. Der Anfall harnpflichtiger Substanzen kann insofern beeinflusst werden, als es durch eine Diät mit Eiweißrestriktion gelingen kann, den Serumspiegel dieser Substanzen zu senken und damit wieder das kompensierte Stadium zu erreichen. Hier ist eine Reduktion der täglichen Eiweißzufuhr auf 0,6-0,8 g pro kg Körpergewicht ist sinnvoll.

Die Symptome sind metabolische Azidose, Osteopathie, Neuropathie.

4. Terminale Niereninsuffizienz (Urämie)

In diesem letzten Stadium ist das Urämie-Syndrom voll ausgebildet. Die Niere kann ihre Funktion als Ausscheidungsorgan nicht mehr erfüllen, was zur Urämie (Harnvergiftung) führt. Die Aufgabe der Niere muss nun durch Dialyseverfahren oder Nierentransplantation ersetzt werden (Nierenersatztherapie).

Überwässerung, bedrohliche Hyperkaliämie, metabolische Azidose, Osteopathia renalis, im Kindesalter Osteodystrophie mit Wachstumsverminderung, Pruritus, schwer einstellbare Hypertonie, progrediente Kardiomyopathie, chronische Konjunktivitis (Red - eye -Syndrom), Polyserositis sind Symptome im Stadium IV. (SÖKELAND et al., 2001, S. 360)

2.1.3. Ätiologie

Die wesentlichen Grunderkrankungen, die eine terminale Niereninsuffizienz verursachen können, sind:

1. Diabetes mellitus: Die häufigste Ursache einer neu aufgetretenen terminalen Niereninsuffizienz ist derzeit die diabetische Nephropathie. Bei mehr als 80% dieser Patienten handelt es sich dabei um Typ-II-Diabetiker.
2. Essentielle Hypertonie: Heute ist die essentielle Hypertonie die zweitwichtigste Grunderkrankung, die zu einer terminalen Niereninsuffizienz führen kann. Aber auch bei Niereninsuffizienz infolge anderer Grunderkrankungen beschleunigt eine Blutdrückerhöhung das Fortschreiten der Nierenfunktionsstörung. Die Hypertonie ist somit auch ein wichtiger Progressionsfraktor der Niereninsuffizienz.
3. Chronische Glomerulonephritis: Eine Entzündung der Filterzellen in den Nierenkörperchen (Glomeruli). Glomerulonephritiden sind seltene Erkrankungen. Sie sind für etwa zehn Prozent aller chronischen Niereninsuffizienzen verantwortlich.
4. obstruktive Uropathie, chronische Pyelonephritis, Refluxnephropathie
5. Polyzystische Nierendegeneration: polyzystische Nierendegeneration führt im mittleren Alter, meist zwischen dem 4. und 6. Lebensjahrzehnt, zum Nierenversagen (Niereninsuffizienz).
6. Andere Ursachen (z.B. Tubulo-interstitielle Nephritis, Lupus erythematodes, multiples Myelom)

Eine ganze Anzahl von Risikofaktoren konnten in den letzten Jahren mit der Progression der chronischen Niereninsuffizienz assoziiert werden. Dies beinhaltet die

- Familiäre Häufung von Nierenerkrankungen
- ACE-Genotyp
- Niedriges Geburtsgewicht
- Hyperglykämie
- AGEs (advanced glycosylation endproducts)
- Oxidativer stress
- Hyperlipidämie
- Adipositas
- Hohe Proteinzufuhr
- Rauchen
- Sozioökonomischer Status
- Umweltbedingungen

2.1.4. Diagnostik:

- Anamnese und klinische Untersuchung (tägliches Wiegen der Patienten, Auskultation, Perkussion),
- Bestimmung der Diuresemenge,
- Messung des zentralen Venendrucks (ZVD),
- Laborchemische Untersuchungen:
  Blut: Bestimmung der harnpflichtigen Substanzen (Harnstoff, Kreatinin), der Elektrolyte und des Gesamt-Eiweißes im Serum, Blutbild, Säure-Basen-Status, Gerinnungsfaktoren,
  Urin: Bestimmung von Natrium, Kreatinin uns Osmolarität,
- Bild gebende Diagnostik:
  Sonographie der Nieren: Ausschluss eines postrenalen Harnabflusshindernisses, Nierenmorphologie,
  Röntgen-Thoraxuntersuchung: Zeichen der Überwässerung.
  (SÖKELAND et al., 2001, S. 358)

Die Progressionshemmung einer Niereninsuffizienz kann effektiver nur im Frühstadium der Erkrankung gelingen. Trotzdem werden in der Regel die Patienten zu spät zum Nephrologen überwiesen. In einer Untersuchung betrug bei 50% der Patienten die Zeit von der Überweisung bis zur ersten Dialysebehandlung weniger als 6 Wochen. Nur bei 30% der Patienten betrug die nephrologische Mitbetreuung mehr als 1 Jahr. (Abb. 3)

(M. JEHLE, 2004, S.24)

Die Konsequenzen einer zu späten Zuweisung niereninsuffizienter Patienten zum Nephrologen sind gravierend. Neben einer erheblich höheren Morbidität der Patienten ist vor allem die um das bis zu 2fach erhöhte Mortalität zu nennen

(KHAN et al. 1995, S. 268)

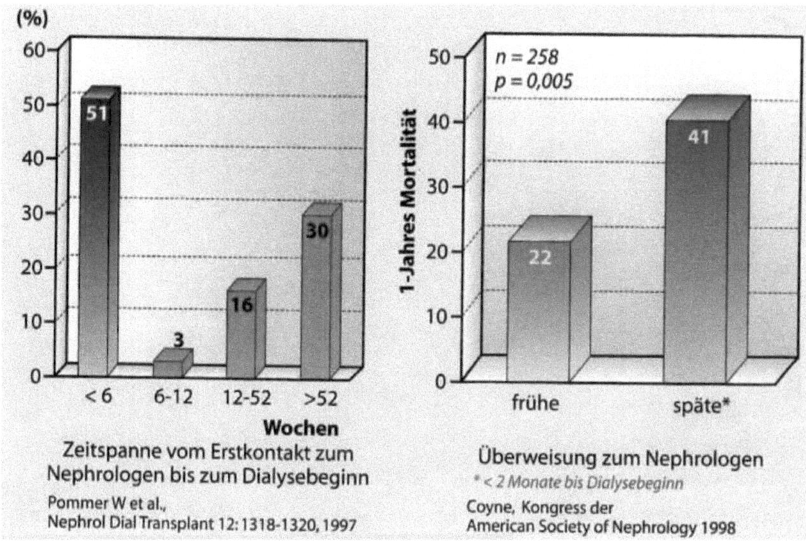

Abb. 3: Später Überweisung niereninsuffizienter Patienten zum Nephrologen und deren Konsequenzen für den Patienten. (Quelle: M. Jehle P. (2004) : Niereninsuffizienz und Folgeerkrankungen, S. 24)

2.1.5. Epidemiologie chronischer Niereninsuffizienz

In den letzten Jahrzehnten nahmen Prävalenz und Inzidenz der chronischen Niereninsuffizienz in Westeuropa und den USA kontinuierlich zu. Nach den Zahlen des United States Renal Data Systems betrug die Inzidenz terminaler Niereninsuffizienz 1992 in den USA noch 60477 Patienten pro Jahr. Bereits 2002 lag sie bei 100359 (dies entspricht einer Steigerung um 66%). Die Prävalenz der terminalen Niereninsuffizienz im Jahr 2002 lag in den USA bei 470281 Patienten.

Die Inzidenz einer terminalen Niereninsuffizienz aufgrund eines Diabetes mellitus lag bei 45%, aufgrund einer arteriellen Hypertonie bei 27% und aufgrund von Glomerulonephritiden bei 9%. Als weitere Ursachen terminaler Niereninsuffizienz wurden zystische Nierenerkrankungen (3%), sekundäre Vaskulitiden (2%) und Neoplasien (2%) genannt.

Vergleichbare Inzidenzen wurden für die Bundesrepublik Deutschland berichtet. Nach dem Report der Qualitäts-Sicherung Niere (QuaSi-Niere GmbH) von 2003/2004 erhielten zum Stichtag des 31.12.2003 58579 Patienten eine Dialysebehandlung, während 19702 Patienten mit einem funktionierenden Nierentransplantat lebten. Die Inzidenz terminaler Niereninsuffizienz bei diabetischer Nephropathie stieg von 27% im Jahr 1995 auf 36% im Jahr 2003. Bei der hypertensiven Nephropathie erhöhte sich die Inzidenz von 11% (1995) auf 20% (2003). (MARTINI, 2006, S. 8)

2.1.6. Therapie:

<u>Konservative Therapie:</u>

- Behandlung der renalen Grunderkrankung, z.B. antibiotische Therapie einer Pyelonephritis und Beseitigung prädisponierender Faktoren,
- Einhaltung einer Diät:
  bei Kaliumakkumulation muss auf eine kaliumarme Ernährung (Vermeidung von Obstsäften, Nüssen und bestimmten Gemüsen) geachtet werden,
  außerdem sind speisen, die viel Phosphat enthalten, zu meiden (Käse, Innereien, Hülsenfrüchte, Nüsse und Pilze),
- Erhöhung der Harnstoffausscheidung durch reichliche Flüssigkeitszufuhr von 2,0-2,5 l/d,
- Kontrolle von Wasser-, Elektrolyt- und Säure-Basen-Haushalt und Korrektur von Störungen,
- Berücksichtigung der veränderten Pharmakokinetik, d.h. Beachtung der bei Niereninsuffizienz reduzierten Erhaltungsdosen (normale Erstdosis) für renal eliminierte Medikamente,
- Behandlung von Komplikationen:
  Prophylaxe und Behandlung einer renalen Osteopathie: Gabe von Präparaten, die das Nahrungsphosphat im Darm binden (Aluminiumhydroxid und Calciumcarbonat) und dadurch die Phosphatresorption verhindern, Calciumsubstitution, wenn die Phosphatwerte im Serum gesenkt sind, Substitution von Vitamin D.
  Therapie der renalen Anämie: die Anämie bei chronischer Niereninsuffizienz entwickelt sich proportional zum Verlust der funktionierenden Nephrone,

gentechnisch synthetisiertes Erythropoetin kann Patienten mit renaler Anämie appliziert werden.

Nierenersatzbehandlung:

- Hämodialyse, Hämofiltration, Hämodiafiltration und Peritionealdialyse.
- In Deutschland werden ca. 60000 Patienten mit einem Dialyseverfahren behandelt. Die 5-Jahre-Überlebensrate bei chronischer Dialysebehandlung beträgt bei 20-järigen Patienten über 85%, bei 50-jährigen über 65 %.

Nierentransplantation:
Das deutsche Transplantationsgesetz regelt die Entnahme und Verteilung von Organen lebender oder toter Spender (SÖKELAND et al., 2001, S. 360-361).

2.2. Akute Niereninsuffizienz

2.2.1. Definition:

Das akute Nierenversagen ist gekennzeichnet durch eine rasche Abnahme der Nierenfunktion, die über Stunden oder Tage anhält und prinzipiell reversible ist (HAUTMANN et al., 2001, S. 30).

3. Sporttherapie bei chronisch Nierenkranken

3.1. Indikationen für eine Sport- und Bewegungstherapie

Sport und Bewegung wirken sich positiv auf viele Beeinträchtigungen chronisch Nierenkranker aus. „Sie können den Schweregrad von Folge- und Begleiterkrankungen chronischer Niereninsuffizienz vermindern oder deren Auftreten hinauszögern"(Vgl. Daul, 1997, S.139). Die Leistungsfähigkeit von chronisch Nierenkranken ist aus verschiedenen Gründen und in unterschiedlichem Maße vermindert. Ein wichtiger Faktor ist die geringere maximale Sauerstoffaufnahmekapazität, die hauptsächlich durch die renale Anämie verursacht wird. Die renale Anämie ist somit ein Indikator für eine Sporttherapie, da sie auch die Ausdauerleistungsfähigkeit beeinträchtigt. Andere Indikationen können eine verringerte Flexibilität, Koordinationsstörungen und verminderte muskuläre Kraft sein, ebenso wie die renale Osteopathie, die aus der vermehrten Ausschüttung von Parathormon der Nebenschilddrüsen resultiert. Kardio-vaskuläre Risikofaktoren wie arterielle Hypertonie, Zucker- und Fettstoffwechselstörungen sind weitere Indikationen für eine Sporttherapie, sowie psychische Störungen und psycho-soziale Probleme. In diesem Zusammenhang ist von Bedeutung, dass die Krankheitserscheinungen selten einzeln, sondern meist in Kombination auftreten. Dem Sport kommt eine besondere Bedeutung in der Therapie zu, da er sich positiv auf nahezu alle genannten Beeinträchtigungen auswirken kann.

3.2. Medizinische Vorraussetzungen für die Teilnahme am Sport

Um die medizinischen Vorraussetzungen zur Teilnahme eines Nierengeschädigten an einer Sporttherapie beurteilen zu können, muss der Patient sich einer sportärztlichen Untersuchung unterziehen. Diese soll helfen die individuelle Belastbarkeit sowie mögliche Risikofaktoren zu ermitteln. Dazu müssen einige „sportrelevante Erkrankungen und Behinderungen chronisch Nierenkranker beurteilt werden“ (DAUL, 1997, S.144). Neben den Herz-Kreislauf-Erkrankungen (arterielle Hypertonie/Hypotonie, KHK, AVK, urämische Kardiomyophatie) sind Veränderungen des Knochen- und Skelettsystems (renale Osteophatie, Kortison-bedingte Osteoporose) sowie des peripheren und zentralen Nervensystems (Polyneuropathie, Konzentrationsstörungen, rasche Ermüdbarkeit) zu bewerten. Außerdem gilt es Störungen des Wasser-, Säure-Basen und Elektrolythaushalts (Überwässerung/Volumenmangel, metabolische Azidose, Hyper-/Hypokaliämie, Hyper-/Hypokalzämie) festzustellen. Der Patient sollte auch auf Diabetes Mellitus, renale Anämie und urämische Myopathie sowie auf Hautveränderungen (erhöhte Verletzbarkeit, Juckreiz/Kratzwunden) untersucht werden.

Die Voruntersuchung wird (wenn möglich) vom behandelnden Nephrologen durchgeführt, „da dieser in der Regel die Vorgeschichte und den aktuellen Zustand des Patienten am besten kennt“ (DAUL, 1997, S.145). Erster Bestandteil ist die Anamnese, die schon Hinweise auf die Belastbarkeit des Patienten geben kann. Es gilt, neben schweren Vorerkrankungen (schwere Operationen, Lungenerkrankungen), auch die Einnahme von Medikamenten zu erfragen, die die Belastbarkeit beeinflussen (z.B. Betablocker führen zu verminderter Herzfrequenz in Ruhe und unter Belastung). Da das Training häufig über die Herzfrequenz gesteuert wird, sind Informationen über die Medikamenteneinnahme von großer Bedeutung für den Sporttherapeuten. Auf die Anamnese folgt die körperliche Untersuchung, bei der auch der Flüssigkeitshaushalt (künstlich reguliert durch Dialyseverfahren/Diuretika) des Patienten überprüft wird. Außerdem werden Wirbelsäule und Extremitäten auf ihre Beweglichkeit hin getestet und die Ergebnisse dokumentiert. „Die neurologische Untersuchung überprüft die Funktion der Hirnnerven, die muskuläre Kraft, die Muskeleigenreflexe sowie das Schmerz-, Berührungs- und Lageempfinden“ (Vgl. DAUL, 1997, S.147). Da Nervenschäden im Unterschenkelbereich die Koordination und somit das Gehen beeinflussen, ist eine Analyse des Gangbildes zu empfehlen. Wichtigster Bestandteil der Voruntersuchung ist der Belastungstest, der im Bereich der Bewegungstherapie, in Europa anders als in den USA (Laufbanduntersuchungen überwiegen), meist als Fahrradergometrie durchgeführt wird. Diese Art der Untersuchung ist für Nierenkranke besonders vorteilhaft, da ihre koordinativen Fähigkeiten meist so begrenzt sind, dass eine Laufbandergometrie sie bereits überfordern könnte. Die Fahrradergometrie wird auf Grund der limitierenden Beinmuskelkraft, im Sitzen durchgeführt, da so das Körpergewicht unterstützend genutzt werden kann. Sinn und Zweck der Untersuchung sind die Beurteilung der individuellen Belastbarkeit sowie der belastungsbedingten Veränderungen des Herz-Kreislauf-Systems und des Säure-Basen-Haushaltes. Daher sollte sich der Patient bis zur subjektiven Erschöpfung belasten, oder bis zum Auftreten eines Abbruchkriteriums (subjektive Erschöpfung, Atemnot, Blutdruck über 240mmHg systolisch und/oder 120mmHg diastolisch, ST-Strecken Senkung oder Hebung). Zur richtigen Einordnung der individuellen Belastbarkeit, ist es sinnvoll ein einheitliches und allgemein anerkanntes Belastungsschema zu wählen. „In Anlehnung an die Empfehlungen der WHO und des Deutschen Sportärztebundes, haben sich bei chronisch Nierenkranken die folgenden Richtlinien in der Praxis bewährt“ (Vgl. DAUL, 1997, S.149). Gestartet wird mit einer Belastung von 25 Watt, die alle 2 Minuten um 25 Watt gesteigert wird, bis ein Abbruchkriterium auftritt. Dabei sollten in den letzten 30 Sekunden der Belastungsstufen Herzfrequenz und Blutdruck gemessen und das EKG registriert werden. Wenn eine differenzielle Laktatdiagnostik nicht möglich ist, „werden vor und unmittelbar nach Abbruch der Belastung die Blutgase und der Säure-Basen-Status im Kapillarblut bestimmt“ (DAUL, 1997, S.150). Darüber hinaus wird vor und nach der Belastung das Serum-Kalium gemessen. Das subjektive Belastungsempfinden des Patienten wird mit Hilfe der Borg-Skala (RPE-Wert 7-19) überprüft, wobei er subjektiv ausbelastet ist, wenn er die Belastung als schwer (RPE-Wert 15) empfindet. Der häufigste Grund für einen Abbruch der Belastung ist bei chronisch Nierenkranken die Ermüdung der Beinmuskulatur, während ein erhöhter Blutdruckanstieg und kardiale Komplikationen vergleichsweise selten auftreten. Da klinisch-chemische Parameter (Hämoglobinkonzentration, Konzentration der Elektrolyte im Serum, Zahl der Erythro-, Leuko-, und Thrombozyten, PH, Bikarbonat, Basenüberschuss) bei chronisch Nierenkranken regelmäßig bei ärztlichen Kontrolluntersuchungen bestimmt werden, sind meist keine klinisch-chemischen Bestimmungen mehr notwendig. Es ist jedoch an Hand der vorhandenen Ergebnisse zu prüfen, ob es Hinweise für sportrelevante Störungen gibt. Eine röntgenologische Untersuchung der Thoraxorgane und des Skelettsystems kann helfen Störungen im Flüssigkeitshaushalt zu erkennen. Außerdem gibt sie Hinweise auf eine Beeinträchtigung des Skelettsystems und die damit verbundene geminderte Belastbarkeit der Knochen.

3.3. Beurteilung der individuellen Belastbarkeit (Sporttauglichkeit)

Die Einteilung der Patienten in Trainings- und Übungsgruppen erfolgt auf der Grundlage der Belastungsergometrie. Ist der Patient in der Lage mehr als 1 Watt/kg Körpergewicht (KG) zu leisten, ohne dass Komplikationen auftreten, so kann er an einer Trainingsgruppe teilnehmen. Wenn es ihm jedoch nicht möglich ist 1 Watt/kg KG zu erbringen sollte er zunächst in einer Übungsgruppe beginnen. Dazu muss er mindestens 0,5 Watt/kg KG schaffen. Noch weniger belastbare Patienten können zunächst nur individuell krankengymnastisch behandelt werden. Ein wesentlicher Faktor für die Verbesserung der kardio-pulmonalen Leistungsfähigkeit, ist die Behandlung von Begleiterkrankungen. Wenn zum Beispiel eine renale Anämie gut behandelt ist, so sind die Ausgangsbedingungen für ein Ausdauertraining stark verbessert. Die Hämoglobinkonzentration sollte möglichst einen Wert von 10 mg/dl nicht unterschreiten, was gegebenenfalls durch die Gabe von Erythropoietin erreicht wird. Ebenso wichtig ist ein ausgeglichener Säure-Basen-Status, damit eine unter Belastung auftretende Laktatazidose zumindest teilweise kompensiert werden kann. Aus diesem Grund sind ph-Werte von 7,35 - 7,45 in Ruhe anzustreben und das Standardbikarbonat sollte 22-26 mmol/l betragen. Wichtig ist auch (falls vorhanden) die Behandlung von Bluthochdruckerkrankungen, da der Ruheblutdruck Werte von 140/90 auch bei älteren Patienten nicht überschreiten sollte. Den Belastungsblutdruck kann man mit Hilfe von Tabellen, die bei arteriell Hypertoniekranken verwendet werden beurteilen. Patienten die über viele Jahre an Bluthochdruck leiden, sind durch überhöhte Werte besonders gefährdet, und sollten erst nach einer Normalisierung des Ruhe- und Belastungsblutdrucks (z.B. durch Medikamente) an der Bewegungstherapie teilnehmen. Wenn die Blutdruckbehandlung nach der sportärztlichen Untersuchung auf Grund überhöhter Werte verändert wird, „ist eine erneute Belastungsuntersuchung erforderlich, nachdem eine bessere Blutdruckeinstellung erreicht wurde“ (DAUL, 1997, S.155). Aber nicht nur kardio-pulmonale Parameter beeinträchtigen die Leistungsfähigkeit. Es ist zum Beispiel möglich, dass ein Patient auf dem Fahrradergometer 1 Watt/kg leisten kann, ohne diese Leistung beim Lauftraining in der Halle erbringen zu könne, da seine Koordination gestört ist. Die durch renale Osteophatie oder Kortison (bei Nierentransplantierten) hervorgerufenen Knochenschäden können die Teilnahme am Training in der Gruppe negativ beeinflussen. In diesem Fall kann man zu stark belastende Inhalte des Trainings weglassen oder modifizieren (z.B. Fahrradergometertraining statt Dauerlauf). Die Verletzbarkeit der Haut schränkt die Patienten besonders in der Ausübung gymnastischer Übungen ein. Aber auch beim Schwimmen können sich Hautdefekte und Kratzwunden entzünden. Wie man sieht ist es von großer Bedeutung, alle sportrelevanten Behinderungen zu berücksichtigen. Der behandelnde Arzt sollte über Aufbau und Inhalte der Therapieeinheiten informiert sein, um auf Einschränkungen bezüglich der festgestellten Gesundheitsstörungen hinweisen zu können.

Es gibt auch Patienten die bei einer körperlichen Belastung gesundheitlich stark gefährdet sind. Diese dürfen nicht an einem körperlichen Training teilnehmen. „Absolute Ausschlusskriterien für die Sporttherapie sind zum Beispiel eine schlecht eingestellte arterielle Hypertonie, eine instabile Angina pectoris, eine schwere Herzinsuffizienz, gefährliche und medikamentös nicht ausreichend behandelbare Herzrhythmusstörungen sowie ein externer Shunt und ein zentral-venöser Katheter“ (Vgl. DAUL, 1997, S.156). Einige weitere Kriterien, wie schwere renale Osteopathie oder urämische Polyneuropathie führen nicht zwingend zum Ausschluss vom körperlichen Training, stellen jedoch eine Gefahr für den Patienten dar.

3.4. Festlegung der im Training anzustrebenden Belastungsintensität

Die im Training anzustrebende Belastungsintensität basiert auf den Ergebnissen der Belastungsuntersuchung. Es sollten Trainingsreize im Bereich der aerob-anaeroben Schwelle gesetzt werden, was in der Regel einer Herzfrequenz von 180 minus Lebensalter entspricht. „Da das Herz-Kreislauf-System chronisch Nierenkranker jedoch durch Medikamenteneinnahme, Störungen des autonomen Nervensystems und/oder des Herzmuskels beeinflusst wird, verliert die Beziehung zwischen aerob-anaerober Schwelle und Belastungsherzfrequenz ihre Gültigkeit“ (Vgl. DAUL, 1997, S.157). Sie muss also auf andere Weise bestimmt werden. Objektive Parameter wie die Blut-Laktatkonzentration oder der respiratorische Quotient und das Atemäquivalent sind meist im Verlauf des Trainings nicht ermittelbar, da sie mit größerem Aufwand verbunden sind. Aus diesem Grund versucht man mit Hilfe subjektiver Parameter annähernd die Schwelle zu bestimmen. Hierzu benutzt man unter anderem die Werte der Borg-Skala, aber auch die Beobachtung des Untersuchers. Stellt dieser eine Hyperventilation bei einem Patienten fest, die es ihm unmöglich macht sich ohne Unterbrechung zu unterhalten, so ist die aerob-anaerobe Schwelle wahrscheinlich überschritten. „Die Belastung, die dieses Phänomen hervorruft, sollte als Trainingsbelastung und die entsprechende Herzfrequenz als Trainingsherzfrequenz bestimmt werden“ (Vgl. DAUL, 1997, S.157-158). Auch sind Empfehlungen hinsichtlich der Knochen- und Skelettsystembelastung von sportpraktischer Bedeutung, ebenso wie Belastungen der Haut, der Blutgerinnung und des Nervensystems. „Da jedoch meist nicht genau angegeben werden kann wie stark die Einschränkungen ausgeprägt sind, kann der Arzt nur auf individuelle Besonderheiten hinweisen“ (Vgl. DAUL, 1997, S.158). Sie geben dem Sporttherapeuten die Möglichkeit, ein individuelles, effektives Trainingsprogramm zu gestalten, das darüber hinaus auch noch Spaß macht.

3.5. Zielsetzung der Sport- und Bewegungstherapie für chronisch Nierenkranke

Die Ziele der Sporttherapie bei chronisch Nierenkranken sind ebenso vielfältig, wie die Krankheitserscheinungen dieser Patienten. Es erfolgt eine Unterteilung in vier Zielebenen. Zu den krankheitsspezifischen Zielen gehört zum Beispiel die Verbesserung der renalen Anämie und Osteophatie. Ebenso sollen arterielle Hypertonie und Störungen des Nervensystems sowie des Fett- und Zuckerstoffwechsels positiv beeinflusst werden. Auch auf die urämische Myophatie hat Sport einen positiven Einfluss.
Auf der Zielebene der Motorik gilt es, die durch die Krankheit entstandenen Leistungsdefizite auszugleichen, indem man die motorischen Hauptbeanspruchungsformen und deren Verfügbarkeit verbessert. Es wird unter anderem eine Erhöhung der Flexibilität angestrebt, sowie die Verbesserung der Koordination. Wichtig sind auch die Steigerung der Kraft (besonders dynamische Kraft) und die Verbesserung der Ausdauer (allgemein u. lokal aerob). Welche Schwerpunkte man auf der motorischen Ebene in der Therapie setzt, hängt von der Zielgruppe ab (Trainings-/Übungsgruppe).
„Einsichten in den Ablauf und die Auswirkungen der Sporttherapie zu vermitteln" (Vgl. DAUL, 1997, S.164) ist eines der Ziele auf der kognitiven Ebene. Von großer Bedeutung ist der Erwerb einer eigenverantwortlichen Handlungsfähigkeit im Bezug auf die Lebensführung im Allgemeinen und körperliche Aktivitäten im Besonderen. Der Patient muss Kenntnisse über Art und Intensität von Belastungen erwerben und sich mit deren Auswirkung auf Körperfunktionen und Psyche befassen, um sein Training selbst steuern zu lernen. Außerdem sollte er die Risiken körperlicher Aktivität kennen, und wissen wie man sie vermeidet. Der Transfer des Gelernten auf Belastungssituationen im Alltags- und Berufsleben ist auch ein Ziel auf kognitiver Ebene.
Besonders wichtig für die soziale Rehabilitation ist die Verwirklichung psychosozialer Ziele. Da Sporttherapie meist in Gruppen stattfindet, ergeben sich eine Reihe von positiven Einflussmöglichkeiten. Die Integration in eine Gruppe und die Motivation zur aktiven Teilnahme am Bewegungsangebot, sind erste Schritte raus aus der Isolation, die häufig mit leistungsmindernden Krankheiten einhergeht. „Die Patienten sollen ein Verhältnis zum eigenen Körper entwickeln und ihre Ängste abbauen, indem sie lernen ihre verbliebene Leistungsfähigkeit besser einzuschätzen und zu akzeptieren" (Vgl. DAUL, 1997, S.164/165). Bewegung soll positiv erlebt werden und die Patienten dazu führen sich so zu integrieren, dass sie den Ablauf und den Inhalt der Sporttherapie mitgestalten. Der Zustand der Entspannung nach körperlicher Aktivität soll erfahren und genossen werden. Sie bekommen Anerkennung von gleichartig Betroffenen innerhalb der Gruppen und knüpfen soziale

Kontakte, die auch außerhalb der Therapie gepflegt werden und zu Freundschaften führen können. Dies fördert die Kontaktfähigkeit und verbessert die Befindlichkeit der Patienten. Man sieht also, dass die Sporttherapie auf Grund ihrer vielseitigen positiven Einflüsse zu Recht ihren Platz in der Behandlung chronisch Nierenkranker gefunden hat.

4. Hämodialyse

4.1. Das Prinzip der Hämodialyse

Die Hämodialyse ist ein physikalisches Verfahren, dass in Deutschland hauptsächlich als Nierenersatztherapie bei Niereninsuffizienz angewendet wird. Zwei- bis dreimal pro Woche muss ein Dialysepatient für mehrere Stunden an das Dialysegerät angeschlossen werden. (ROST, 2005, S. 282).

Zur Vorbereitung der regelmäßigen „Blutwäsche" muss dem Patienten operativ ein so genannter Shunt angelegt werden. Dazu werden am Unterarm eine Arterie und eine Vene zusammengeführt (Anastomose), wodurch Vorteile beider Gefäße kombiniert werden. „Durch eine künstlich geschaffene Verbindung versorgt die tief liegende und gut durchblutete Arterie die oberflächlich liegende und gut punktierbare Vene mit ausreichend Blut." (BREUCH, 2007, S. 100). Durch diese Anastomose vergrößern sich der Umfang und die Dicke der Gefäßwand der peripheren Vene im Vergleich zu dem natürlichen Blutgefäß, somit kann mehr Blut hindurchströmen und bis zu 400 ml Blut pro Minute durch den Dialysator geleitet werden. In den Shunt werden die Dialysekanülen eingefügt.

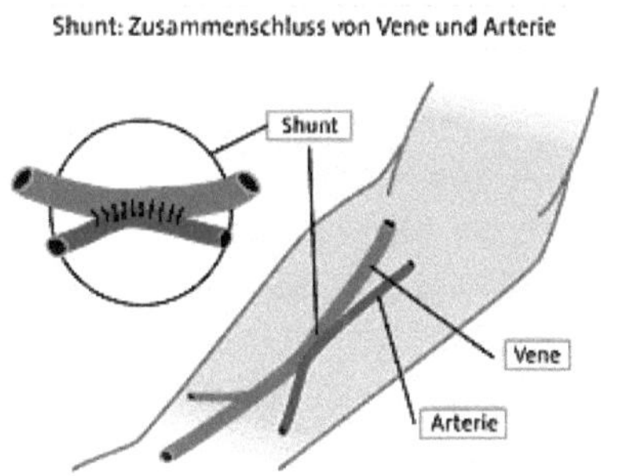

Abb. 4: Shunt (Quelle: phv-dialyse.de)

Das Prinzip der Hämodialyse besteht darin, dass dem Patienten Blut über den Shunt entnommen wird und mittels einer Blutpumpe durch einen Dialysator geleitet wird. Der Dialysator beinhaltet eine semipermeable Membran, die das Blut von der Dialyseflüssigkeit trennt. Diese fließen im Gegenstromprinzip aneinander vorbei, sodass durch einen

Konzentrationsunterschied der beiden Flüssigkeiten Moleküle durch selektive Diffusion vom Blut in die Dialyseflüssigkeit wandern. Durch eine definierte Porengröße der Membran ist diese nur für kleinste im Blut gelöste Stoffe durchgängig, sodass z.B. Blutzellen und Proteine nicht diffundieren können. Durch diesen Vorgang wird das Blut gereinigt und wird dann wieder in das Kreislaufsystem des Patienten zurückgeleitet (BREUCH, 2007, S. 120-122).

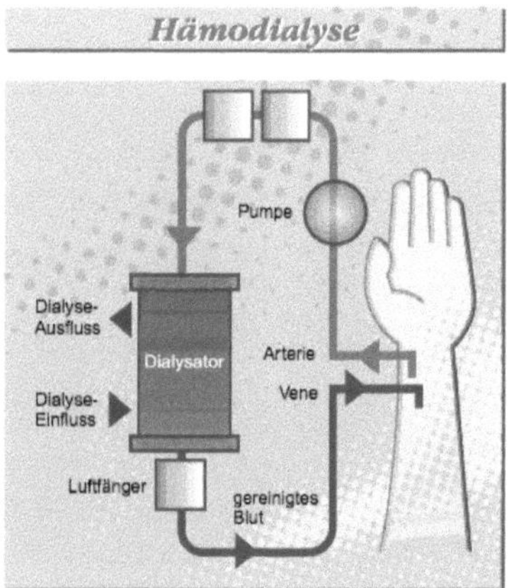

Abb. 5 :Schematischer Aufbau des Hämodialysevorgangs (Quelle: www.niere.org)

4.2. Komplikationen

Da die Nierenfunktion der Dialysepatienten versagt, sammeln sich vor allem Wasser und Giftstoffe im Blut. Daher muss der Patient sein Nahrungs- und Trinkverhalten umstellen. Bei einer Anhäufung von Kalium im Körper kommt es zu schweren, teils lebensbedrohlichen Herzrhythmusstörungen. Besonders viel Kalium ist in folgenden Lebensmitteln enthalten: Obst, Obstsäfte, vergorener Obstsaft wie Wein, Sekt oder Most, Schokolade, Nüsse, Marzipan, Suppen sowie im Kochwasser von Gemüse. Empfehlenswert ist eine kalorien- und vor allem eiweißreiche Ernährung. Durch die eingeschränkte Phosphatausscheidung kommt es zum Stau dieses Salzes im Körper. Die Folge kann eine Überfunktion der Nebenschilddrüse sein, gefolgt von Knochenschäden und Arteriosklerose. Patienten müssen bei jeder Mahlzeit Tabletten einnehmen, die das Phosphat binden. Falls es von Seiten des Kalzium-Spiegels im Blut möglich ist, erfolgt auch die Gabe von Vitamin D. Bei der Dialyse kommt es zu einem Verlust von wasserlöslichen Vitaminen, der medikamentös ausgeglichen werden muss. Oft kommt es durch die Dialysesituation und durch eine Urämie zu einem ausgeprägten Appetitmangel und zu einem veränderten Geschmacksempfinden. Als besonders kritisch gilt die Trinkmenge. „Als Faustregel gilt, dass sich die tägliche Trinkmenge auf das Volumen der Restausscheidung plus 0,5 Liter Flüssigkeit reduzieren sollte.“ (BREUCH, 2007, S.190)

Während der Dialyse kann es zu Komplikationen kommen, die als Ursache entweder das Blutdialyseverfahren oder die Belastung des Körpers haben können. Dazu gehört in erster Linie ein Blutdruckabfall, der durch einen zu hohen Flüssigkeitsentzug aus dem Blut entstehen kann. Weiterhin kann es zu Muskelkrämpfen durch einen Sauerstoffmangel im Blut des Patienten kommen. Dadurch, dass dem Patienten Blut entzogen wird und in ein Schlauchsystem geführt wird, kann es vorkommen, dass sich dort Luft ansammelt und in den Blutkreislauf mit eingeführt wird. Es kommt zur Luftembolie. Weitere Komplikationen sind kontinuierlicher Blutdruckanstieg, Übelkeit und Erbrechen bis hin zu kurzzeitigem Bewusstseinsverlust. (BREUCH, 2007, S.168-177)

4.3. Sporttherapie während der Hämodialyse

4.3.1. Einschränkungen

Wie die meisten schweren chronischen Erkrankungen führt auch die Niereninsuffizienz zu einer vermehrten körperlichen Inaktivität. Zusätzlich kommt es durch die Immobilisation während der Hämodialyse zu weiteren Einschränkungen des Bewegungsverhaltens. Dies hat zur Folge

- eine Abnahme der körperlichen Leistungsfähigkeit
- eine Verringerung der Muskelkraft
- Osteopathie/Osteoporose, sowie
- Abnahme der Herzminutenvolumens

Weitere physische Einschränkungen bedingt durch die Hämodialyse sind

- Anämie
- Blutdruckprobleme
- Müdigkeit
- Shuntarm
- Krämpfe
- Gewichtsabnahme
- Veränderung der Zuckerstoffwechsels
- Übelkeit, Erbrechen, Durchfall

- Neuropathien (Koordinationsstörungen, Konzentrationsstörungen, Reaktionsabnahme, Störungen der Feinmotorik, Sprach- und Verhaltensstörungen)

(Vgl. SCHÜREN, 2002, S. 12)

Zusätzlich leidet der Patient unter psycho-sozialen Einschränkungen:

- Latente Todesangst
- Lebenslange Abhängigkeit von Maschinen und Behandlern
- Selbstwertprobleme
- Existenzbedrohung (Arbeitsplatzverlust, Frühberentung)
- Soziale Vereinsamung
- Zeitliche Einschränkungen
- Einschränkungen der geistigen Leistungsfähigkeit

4.3.2. Durchführung und Wirksamkeit der Sporttherapie während der Hämodialyse

Dass ein Training während der Dialyse gut durchführbar und wirkungsvoll ist, haben mehrere Studien belegt. Zum Training der Ausdauerleistungsfähigkeit wird vor allem ein Fahrradergometer in halbsitzender oder liegender Position genutzt. So ist die Gefahr eines Blutdruckabfalls nach einem Training geringer als in einer sitzenden Position (SCHÜREN, 2002 S. 57) Zusätzlich kann zur Erhaltung der Beweglichkeit und zur Kräftigung der Muskulatur eine Funktionsgymnastik durchgeführt werden. Hierzu werden Hilfsmittel wie Bälle, Physiobänder und kleine Hanteln mit in das Training eingebunden. Weiterhin sind Entspannungs- und Wahrnehmungsübungen gut durchführbar.

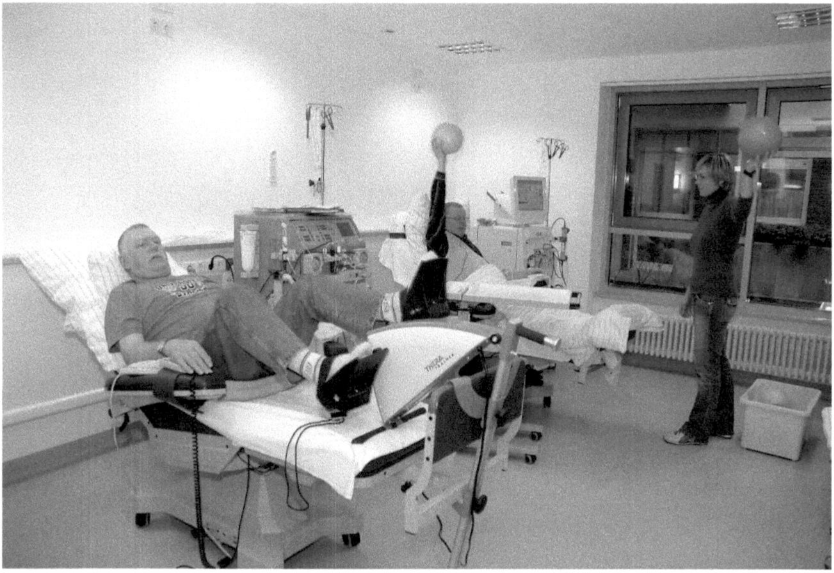

Abb. 6 : Training während der Hämodialyse (Quelle: www.herz-jesu-kh.de)

MILLER et al. haben eine kontrollierte Studie durchgeführt, um die Effekte des Ausdauertrainings auf die Veränderungen und Einstellbarkeit des Blutdrucks während der Hämodialyse zu untersuchen. Hierzu wurden 40 Patienten während der Hämodialyse am Fahrradergometer 6 Monate lang trainiert. Die Patienten wurden motiviert maximal 30 Minuten lang ein Ausdauerprogramm zu vollziehen. Das Ergebnis war, dass die Interventionsgruppe vor und nach der Dialyse keine Änderungen der Blutdruckwerte hatten und dass sie weniger Blutdrucksenkende Medikamente einnahmen, um nach dem Programm die Werte von vorher zu erreichen. (MILLER, 2002)

BORREGAARD et al. haben in einer kontrollierten und prospektiven Studie über drei Monate lang 12 Patienten mindestens zweimal die Woche einem 20 minütigen sportlichen Trainingsprogramm während der Hämodialyse unterzogen. Dazu untersuchten sie vor Studienbeginn die Maximalkraft der Oberarmbeuger und der Kniegelenksstrecker und als Indikator für die aerobe Leistungsfähigkeit den PWC 100. Die Befindlichkeit und die Lebensqualität der Patienten wurden anhand eines standardisierten Fragebogens ermittelt. Das sportliche Training beinhaltete ein Ausdauertraining und gymnastische Übungen. Nach drei Monaten konnte ein signifikanter Kraftzuwachs der Arme (+ 9%) und der Beine (+ 15%) festgestellt werden und auch die Lebensqualität wurde nach dieser Zeit besser eingeschätzt. Die Ausdauerleistungsfähigkeit hingegen änderte sich nicht, was jedoch mit dem kurzen Interventionszeitraum begründet wird. (BORREGAARD, 2003)

Zusätzlich zu einem Training während der Dialyse, wurde untersucht, ob ein lokales Krafttraining der Unterarme Parameter der dort vorhandenen Gefäße verbessert. Ein Krafttrainingsprogramm wurde 8 Wochen lang bei 14 Hämodialysepatienten durchgeführt. Dazu wurden zu Beginn des Trainingszeitraums, 4 Wochen danach und zum Abschluss der Umfang und die Maximalkraft der Unterarme und verschiedene Gefäßparameter analysiert. Alle Parameter haben sich nach dem Training verbessert, sodass ein Krafttrainingsprogamm der Unterarmmuskulatur vor einer Operation des Shunts empfohlen werden kann. (RUS, 2003)

5. Peritonealdialyse

5.1 Einführung

In Deutschland benötigten 2005 ca. 60000 Patienten eine Nierenersatztherapie in Form einer Dialyse. Der Anteil der mit Peritonealdialyse (PD) behandelten Patienten lag bei nur 4,8% (vgl. www.Quasi-Niere.de). Im Vergleich zu den Niederlanden oder England, wo der Anteil bei 30% bzw. 40% liegt (BREUCH, SERVOS, 2007), ist die Anzahl der Patienten in Deutschland doch noch sehr gering. Die Peritonealdialyse wurde 1923 erstmals an einem Menschen durchgeführt und seit 1978 existiert ein System, dass es dem Patienten ermöglicht die PD selbständig zu hause durchzuführen (vgl. www.Fmc-ag.de).

Bei der PD handelt es sich um ein Verfahren, bei dem eine Dialyseflüssigkeit über einen Katheter in den Bauchraum eingefüllt wird. Dort verweilt die Lösung eine bestimmte Zeit und wird dann gewechselt. Das Ziel dieser Behandlung ist eine „Entfernung der harnpflichtigen Substanzen" (BREUCH, SERVOS 2007, S 156) durch Diffusion über das Peritoneum in das Dialysat.

5.2. Das Prinzip der Peritonealdialyse

Der Bauchraum wird abgegrenzt von der Bauch-, Rücken- und Beckenbodenmuskulatur, sowie vom Zwerchfell. Diese Strukturen und die daran grenzenden inneren Organe sind vom Bauchfell (Peritoneum) überzogen (MENCHE 2003). Die Fläche des mit Kapillaren durchzogenen Peritoneums beträgt ca. 1-2m² (BAENKLER et al. 2001, S705)

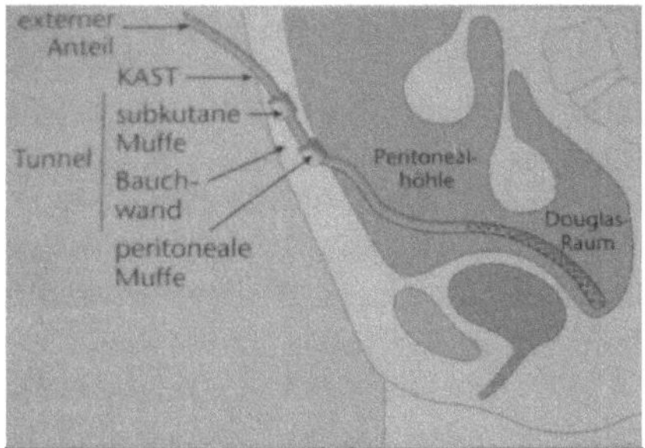

Abb. 7: Lage des Katheters bei PD (Quelle: BREUCH, SERVOS, 2007, S147)

Dem Patienten wird zunächst ein dauerhafter Katheter in den Bauchraum gelegt, dieser ragt mit seiner Spitze bis zur tiefsten stelle des Bauchraums und hat seine Austrittstelle seitlich, unterhalb des Bauchnabels (vgl. DAUL et al., 1997, S 77) Über diesen Katheter wird durch ein Schlauchsystem die Dialyseflüssigkeit mit Hilfe der Schwerkraft in den Bauchraum überführt. Es werden ca. 1-2.5 l pro Vorgang übertragen, welche dann je nach Verfahrensart unterschiedlich lange dort verweilen. Anschließend wird das Dialysat über den Katheter wieder abgeführt und verworfen (BAENKLER et al. 2001, S706)
Die Entfernung der harnpflichtigen Substanzen erfolgt nach dem Prinzip der Diffusion und die Entfernung überschüssiger Flüssigkeit nach dem Prinzip der Osmose. Dies bedeutet, dass das Dialysat keine der Substanzen enthalten darf, die aus dem Blutsystem entfernt werden sollen, so dass diese durch die semiselektive Membran (Kapillarwände des Bauchfells) in die Peritonealhöhle diffundieren, bis ein Konzentrationsausgleich erreicht ist. Um eine Elimination der überschüssigen Körperflüssigkeit zu gewährleisten, muss das Dialysat eine hohe Osmolarität haben. Also Substanzen enthalten, die die Membran weniger gut als Wasser passieren können, damit der Konzentrationsausgleich hier erreicht wird, in dem die Wasserteilchen dem Blutsystem entzogen werden und in den Bauchraum gelangen (vgl. BREUCH, SERVOS 2007, S142). Die Eigenschaften der Dialyseflüssigkeit sind also für die Effektivität der Dialyse sehr bedeutsam.

5.3. Verfahrensarten

Die häufigste Art der PD ist die kontinuierliche ambulante Peritonealdialyse (CAPD). Hierbei wechselt der Patient selbständig die Dialyselösung, in dem er 4-5mal täglich das alte Dialysat entfernt und neues einfließen lässt. Hierzu werden flexible Plastikbeutel benutzt, die an den Katheter angeschlossen werden. Wichtig ist dabei die Beachtung hygienischer Richtlinien. Die Verweildauer beträgt 3-6h und über Nacht etwa 8h (vgl. BREUCH, SERVOS 2007, S143). Die korrekte Anwendung des Verfahrens lernen die Patienten während der stationären Behandlungseinleitung (8-14 Tage). Bei der CAPD handelt es sich also um ein so genanntes Heimdialyseverfahren mit regelmäßigen Kontrolluntersuchungen. Weitere

Verfahren, die als Heimdialyse durchgeführt werden, sind die kontinuierliche zyklische PD (CCPD) und die nächtliche intermittierende PD (NIPD). Hierbei findet der Wechsel des Dialysats während der Nacht durch ein automatisiertes Gerät statt. Bei beiden Verfahren werden ungefähr 8-20l Dialyselösung gewechselt über eine Dauer von 8-10h. Der Hauptunterschied zwischen CCPD und NIPD besteht darin, dass bei der CCPD ein Füllvolumen während des Tages im Peritonealraum bleibt und bei Bedarf gewechselt wird. Bei der NIPD bleibt die Peritonealhöhle tagsüber unbefüllt.
Zwei weitere Methoden sind die intermittierende PD (IPD) und die Tidal-PD (PD). Bei diesen handelt es sich um ambulante Verfahren, die 3mal wöchentlich 8-12stündig stattfinden. Sie unterscheiden sich von den Heimdialyseverfahren unter anderem dadurch, dass die Verweilzeit der Dialyselösung kürzer ist und dass so pro Behandlung mehr Dialysatvolumen umgesetzt werden kann (BAENKLER et al. 2001, S706-707).

5.4. Komplikationen

Um den geeigneten und einen kompetenten Umgang mit diesen Patienten zu ermöglichen, müssen neben den genannten Verfahren auch eventuell auftretende Komplikationen und deren Symptome bekannt sein.
Zu den gefährlichsten Problemen die auftreten können, zählt die Peritonitis. Eine bakterielle Entzündung des Bauchfells, die ihren Ursprung meistens durch Kontamination mit Bakterien während des Dialysatwechsels hat. Dies kann langfristig zu einer „sklerosierenden Peritonitis und damit zu einem Verlust der Membranoberfläche führen“ (BREUCH, SERVOS 2007, S.153). Kommt es tatsächlich zu einer Sklerotisierung, wird eine PD nicht mehr möglich sein, womit noch einmal die Bedeutsamkeit von sterilen Bedingungen hervorgehoben werden soll. Des Weiteren können Infektionen der Katheteraustrittsstelle oder des Kathetertunnels auftreten. Symptome hierfür sind Rötung, Wundsekret und Druckempfindlichkeit. Bei der Peritonitis treten Bauchsschmerzen, Fieber und Trübung des Dialysats auf.
Auf Grund der Membraneigenschaften der Peritonealwand diffundieren auch Eiweißmoleküle in die Dialyseflüssigkeit, wodurch es zu einem Proteinmangel kommt, der mit der Nahrung ausgeglichen werden muss. Blutbeimengungen im Dialysat können auftreten, sind aber nicht immer Grund zur Besorgnis. Stoffwechselstörungen können dadurch zu Stande kommen, dass der Dialyseflüssigkeit Glukose beigefügt ist. Diese Glukose diffundiert je nach Konzentration mehr oder weniger stark ins Blutsystem und stellt somit eine zusätzliche kalorische Belastung der Patienten dar. Diese kann bis zu 500 kcal/24h betragen und muss somit ebenfalls in der Ernährung berücksichtigt werden. Bei empfindlichen Patienten kann es sogar zu eine Glukoseintoleranz oder Diabetes Mellitus kommen. Weitere Komplikationen können durch intraabdominelle Volumen- und Druckerhöhung verursacht werden. Folgen

dieser Druckerhöhung können z.B. Einschränkungen der Lungenfunktion oder Rückenbeschwerden sein (vgl. BREUCH, SERVOS, 2007, S153).

5.5. Vor- und Nachteile

Der Hauptunterschied zwischen der Hämodialyse (HD) und der CAPD besteht darin, dass es sich bei der CAPD um ein vom Patienten zu hause selber angewendetes Dialyseverfahren handelt und dass die andere Methode eine ambulante von Fachpersonal durchgeführte Dialyse ist. Durch diese Tatsache ergibt sich der Vorteil, dass die Patienten die durch CAPD behandelt werden gewisse Zeitersparnisse haben und dass sie vor allem ihren Tagesablauf flexibler gestalten können. HD-Patienten werden dreimal pro Woche für 4-6 h behandelt und sind so in ihrer Wochenplanung sehr eingeschränkt. Der PD-Patient hingegen kann selber entscheiden wann und wo er die Beutelwechsel durchführt. Sein zeitlicher Aufwand beträgt je Wechsel ca. 30 min., d.h. der tägliche Zeitaufwand beträgt 2,5h. Die PD macht es so möglich berufstätig zu bleiben oder wieder in den Beruf einzusteigen. Für Kinder und Jugendliche ist ein regelmäßiger Besuch der Schule möglich.
Aus medizinischer Sicht hat die CAPD verschieden Vorteile, wie z.B. eine geringere Belastung des Herzkreislaufsystems und daher reduzierte Einsatz von Antihypertonika. Es findet eine kontinuierlichere Entgiftung statt, was zu weniger hohen Spitzenbelastungen führt. Außerdem sind sowohl die Flüssigkeitsaufnahme, als auch die Ernährung weniger eingeschränkt (vgl. BREUCH, SERVOS, 2007).
Ein entscheidender Nachteil ist die oben beschriebene ständige Gefahr der bakteriellen Infektion des Peritoneums oder der übrigen Strukturen um den Katheter. Auch die erwähnte Glukosebelastung stellt einen Nachteil gegenüber der HD dar. Des Weiteren kann der Katheter zu psychischen Problemen führen, da er als unästhetisch angesehen wird. Die Lagerung des für die PD benötigten Materials kann ebenfalls Probleme bereiten. Außerdem sind „die persönlichen Belastungen des Patienten“, wie BREUCH und SERVOS (2007) feststellen, höher als bei der HD. PD-Patienten müssen täglich mehrfach unter sterilen Bedingungen ihr Dialysat wechseln, was dazu führt, dass sie anders als ein HD-Patient keinen dialysefreien Tag haben.
Welches Dialyseverfahren gewählt wird liegt in der Verantwortung des Arztes, der unter Berücksichtigung aller Komorbiditäten, physischen und psychischen, sowie sozialen Kontexfaktoren eine Entscheidung zu treffen hat.

5.6. Sporttherapie bei PD

Da sich die meisten wissenschaftlichen Studien mit den Auswirkungen von Sport- oder Bewegungstherapie auf Patienten der Hämodialyse beziehen, sind nur wenige Daten zu den Auswirkungen bei PD Patienten verfügbar. J.HOLLIS et al. fanden bei einer Längsschnittstudie 2005 heraus, dass Interventionsmaßnahmen, die Bewegung, Ernährungsumtellung und Änderungen im Dialyseprotokoll enthalten eine anhaltende Verbesserung des Gewichts verursachen. Die Reduktion des Gewichts wird hier durch einen Maßnahmenkatalog erreicht, in dem Bewegung eine entscheidende Rolle spielt. Gerade für PD-Patienten ist es wichtig einen nicht zu hohen BMI zu bekommen, da eine PD sonst nicht mehr möglich ist. Außerdem geht mit der Reduktion des Gewichts eine Senkung anderer kardialer Risikofaktoren einher.

Einen weiteren Hinweis für die positiven Auswirkungen von Bewegung auf die Lebensqualität von PD-Patienten, gibt eine Pilotstudie von S. MUSTATA et al (2005). Sie stellten fest, dass ein dreimonatiges Training des Thai Chi-Wu-Style eine signifikante Verbesserung des Mental Health scores des SF-36 erzielte. Bei ihrer Untersuchung kam auch heraus, dass der Total SF-36 score sich zwar verbesserte, aber keine statistische Signifikanz erreichte. Bei dieser Pilotstudie mit einem ebenfalls sehr kleinen Patientenpool ist also auch eine positive Tendenz zu erkennen. Im Besonderen wird hier das Augenmerk auf eine sanfte Art der Bewegung gelenkt, um die Lebensqualität zu steigern.

Da es als wissenschaftlich nachgewiesen gelten kann, dass Bewegungs- oder Sporttherapie die physische, psychische Leistungsfähigkeit von Hämodialyse-Patienten verbessert und auch ihre Lebensqualität steigert, kann davon ausgegangen werden, dass diese Vorteile auch für PD-Patienten entstehen. Es gilt jedoch bei der Sporttherapie mit PD-Patienten andere Dinge zu beachten, als bei Patienten der Hämodialyse. Ein großer Vorteil der PD ist, dass der Patient den Trainingszeitpunkt sehr flexibel wählen kann und dass alle mit dem Shuntarm verbunden Probleme und Risiken nicht relevant sind. DAUL und KRAUSE (1997) zählen zu den Vorteilen der Peritonealdialyse bezüglich des Sports die geringe Schwankungen des Wasserhaushalts, einen relativ ausgeglichenen Säuren-Basen-Haushalt, nur selten Hyperkalämie und eine geringe Blutungsneigung. Nachteile sehen sie bei den Kathetern, bei der Neigung zu Bauchwandbrüchen, bei einer erschwerten Atmung und in dem bei manchen Patienten auftretenden Blutdruckabfall nach Belastung. Auch Hypokalämien können teilweise auftreten.

Praktische Aspekte, die bei sportlicher Aktivität beachtet werden müssen, betreffen den Katheter und die ihn umgebenden Strukturen, das Dialysat und die Gefahr einer Hypokalämie. Bezüglich des Katheters muss beachtet werden, dass dieser erst vollständig in der Bauchwand eingewachsen sein muss. Dies dauert 10-12 Wochen und erst dann darf

Sport gemacht werden. Aus hygienischen Gründen muss nach einer sportlichen Aktivität sobald wie möglich die Schweißreste an der Austrittstelle entfernt werden und bei Aktivitäten im Wasser muss ein wasserdichter Verband getragen werden. Des Weiteren sollten direkter Druck oder Zug auf den Katheter vermieden werden. Daher ist von Übungen in der Bauchlage eher abzusehen und auch Bewegungen die starke Verdrehungen des Rumpfes mit sich bringen, sollten vermieden werden (vgl. DAUL und KRAUSE 1997, S261).

Da das Dialysat einen erhöhten Druck im Peritonealraum bewirkt sollten hohe Kraftbelastungen vermieden werden. Diese können sonst zu Bauchwandbrüchen führen. Außerdem führen hohe Kraftbelastungen oftmals zu Pressatmung, welche den Druck im Bauchraum zusätzlich erhöhen würde. Auf die Atmung sollte bei PD-Patienten generell geachtet werden, da die Ausdehnung der Lunge, durch das zusätzliche abdominelle, Volumen eingeschränkt werden kann. Zu einem Blutdruckabfall während der Belastung kann es kommen, da der befüllte Bauchraum den venösen Rückstrom behindert. Dies bedeutet zum einen, dass empfindliche Patienten in Betracht ziehen sollten nur mit teil- oder ganz entleertem Peritonealraum Sport zu treiben. Zum anderen sollten schnelle Lageänderungen vermieden werden.

Die mechanische Belastung durch das Dialysat, kann zu einer lumbalen Hyperlordose führen, was eine Kräftigung der Rumpf- und Bauchmuskulatur empfehlenswert macht. Ebenfalls muss bei diesen Patienten beachtet werden, dass sie teilweise Diuretika nehmen und nur geringe Mengen Kalium mit der Nahrung aufnehmen. Dies kann in Erholungsphasen nach intensiven Belastungen zu Herzrhythmusstörungen führen (vgl. DAUL und KRAUSE 1997, S263).

6. Nierentransplantation

Versagt eine Niere, gibt es für die betroffene Person nur zwei Möglichkeiten zu überleben: Eine Nierentransplantation oder eine Dialysetherapie[1] (Blutwäsche). Für die meisten Patienten gilt dabei: Dialyse ist gut, Nierentransplantation ist jedoch besser (www.meb.uni.bonn.de).

Die Einpflanzung einer fremden menschlichen Niere stellt derzeit die beste Behandlungsmethode terminal niereninsuffizienter Patienten dar.

Der Vorteil besteht darin, dass die transplantierte Niere nicht nur die Ausscheidungsfunktion übernimmt, sondern auch eine fast völlig normale Hormonausschüttung gewährleistet. Die Einschränkungen der Dialyseverfahren existieren somit nicht mehr. Durch die Transplantation erhält der Patient die Möglichkeit, sein Leben wieder unabhängig zu gestalten (DAUL, 1997, S. 82).

[1] Zum Thema *Dialyse* wird auf das Kapitel 4 verwiesen.

Nach Angaben von EUROTRANSPLANT in Leiden (ET) und der DEUTSCHEN STIFTUNG FÜR ORGANTRANSPLANTATION (DSO) erhielten 2.712 Patienten im Jahr 2005 ein Nierentransplantat, wobei sich insgesamt 8.853 Patienten auf der Warteliste befanden (www.quasi-niere.de).

6.1. Indikationen

SALEH AL-MWALAD (2005) gibt als wichtigstes Kriterium zur Indikation eines Nierentransplantates „ das nicht rückbildungsfähige terminale Nierenversagen“ an.
Das TRANSPLANTATIONSZENTRUM DER UNIKLINIK BONN (2004) hebt hervor, dass der Patient mit chronischem Nierenversagen seinen ausdrücklichen Wunsch zu einer Nierentransplantation äußern muss, damit der behandelnde Arzt nach dem Transplantationsgesetz[2] handeln kann.
DAUL et al. (2005) fassen die Voraussetzungen für eine Nierentransplantation folgendermaßen zusammen:

- dialysepflichtige Niereninsuffizienz
- Motivation und Kooperationsfähigkeit des Patienten
- Kalkulierbares medizinisches Risiko
    - keine akute oder chronische Infektion
    - kein Tumorleiden
    - keine schweren Gefäßerkrankungen (KHK, pAVK, Karotisstenose)
    - keine Geschwüre an Magen und/oder Zwölffingerdarm
- Blutgruppengleichheit von Spender und Empfänger
- Übereinstimmung der wichtigsten Gewebemerkmale

6.2. Kontraindikationen

Leider gibt es nicht die Möglichkeit, alle chronisch niereninsuffizienten Patienten mit einem Transplantat zu versorgen. Erstens stehen nicht so viele Spendernieren zu Verfügung, zweitens gilt es abzuwägen, ob aufgrund der ausführlichen Voruntersuchungen der medizinische Nutzen (Wiederherstellung der Nierenfunktion) größer ist als das Risiko (Operation und immunsuppressive Therapie), das eine Operation mit sich bringt (www.uni.meb.bonn.de).
Ein Patient kann nicht transplantiert werden, solange er floride oder nicht sanierbare Infektionen in sich trägt. Bei Patienten mit HIV ist eine Nierentransplantation nicht möglich,

---

[2] Gesetz über die Spende, Entnahme und Übertragung von Organen (Transplantationsgesetz - TPG) vom 5. November 1997 (BGBl. I S. 2631)

da dass Immunsystem durch die Immunsuppression noch mehr geschwächt würde. Ebenso Patienten mit Krebsleiden sind von einer Transplantation ausgeschlossen, da aufgrund der immunsuppressiven Wirkung eine Ausbreitung der malignen Zellen beschleunigt würde.
Patienten die keine Compliance gewährleisten, können nicht transplantiert werden, da u.a. eine regelmäßige Medikamenteneinnahme und das Einhalten der ärztlichen Termine wichtige Voraussetzungen zum erfolgreichen Transplantationsverlauf sind.
Patienten über 65 Jahre stellen eine relative Kontraindikation dar. Bei der Einzelfallentscheidung richtet sich der zuständige Arzt jedoch nach dem biologischen Alter (DAUL et al., 1997, S.87).

6.3. Spender

Als Nierenspender kommen zwei verschiedene Gruppen in Frage. Hier gilt es zwischen einem Leichennierenspender und einem Lebendnierenspender zu unterscheiden.

Leichennierenspender

Hirntote mit intaktem Kreislauf, die unter künstlicher Beatmung stehen, kommen als Leichennierenspender in Betracht, soweit die Nierenfunktion eine Organübertragung zulässt. Dabei fordert das Transplantationsgesetz (TPG) seit 1997, dass zwei erfahrene Ärzte, unabhängig voneinander die Untersuchung zur Hirntodfeststellung vornehmen müssen und diese Ärzte nicht dem Transplantationsteam angehören dürfen. Das Lebensalter des Spenders liegt in der Regel unter dem 65. Lebensjahr (BAENKLER et al., 2001, S. 711).

Lebendnierenspender

Der Mensch besitzt zwei Nieren und prinzipiell ist das Leben mit einer Niere problemlos möglich (www.meb.uni.bonn.de).
Der Anteil der Lebendnierenspender ist in einigen Ländern (z.B. USA 27%) erheblich höher als im Vergleich zu Anderen (z.B. Frankreich 4%). Dies könnte u.a. daran liegen, weil die Organspenderregelung gesetzlich anders bestimmt ist. Identisch wie in Belgien müssen die Einwohner einen Widerspruch gegen die Entnahme ihrer Organe nach dem Tod einlegen, ansonsten geben sie Ihre Organe zur Spende frei. Aktuell wird in Deutschland über die gleiche Regelung nachgedacht, damit mehr Spenderorgane zur Verfügung stehen.
Überwiegend kommen Nieren von Verwandten (1. oder 2. Grades) in Frage.
Geschwister aber auch Ehepartner oder nichtverwandte Lebendspender - „die in besonders persönlicher Verbundenheit stehen“ - kommen in Betracht, wenn die wichtigsten Gewebemerkmale und die Blutgruppen übereinstimmen (BAENKLER et al., 2001, S. 711).

Nach Angaben von BAENKLER et al. (2001) lag der Prozentsatz funktionierender Nieren drei Jahre nach der Transplantation bei

- HLA-identischen bzw. haploidenten Geschwistern bei 90%
- den Ehepartnern bei 85%
- anderen nichtverwandten Lebendspendern bei 81%
- Leichennierenspendern bei 70%.

6.4. Das Verfahren

Sobald ein passendes Organ zu Verfügung steht, wird der Patient in sein zuständiges Transplantationszentrum eingeladen. Damit die explantierte Niere unbeschadet den Zeitraum zwischen Explantation und Transplantation übersteht, wird sie mit Hilfe von Konservierungslösungen blutleer gespült und dann auf 4°C gekühlt. Die Vorgänge, inklusive Transplantation, sollten innerhalb von 24 Stunden abgeschlossen sein.
Das Nierentransplantat wird in die rechte oder linke Leistenbeuge implantiert (DAUL et al., 1997, S. 83). Die beiden eigenen funktionslosen Nieren verbleiben i. d. R. an Ort und Stelle (DAUL et al., 1997, S. 83). Die Dauer der Operation beläuft sich auf 2 - 3 Stunden und größtenteils kann der Patient am zweiten Tag nach der Operation bereits aufstehen. Nach drei Wochen kann er oftmals das Krankenhaus wieder verlassen, falls die Behandlung komplikationslos verlaufen ist (DEUTSCHE NIERENSTIFTUNG).

Die Abb. 7 und 8 veranschaulichen die genaue Position des Transplantates.

DAUL et al. (1997) begründen die Lokalisation wie folgt:

- die Blutgefäße des Transplantates können komplikationsarm mit dem Blutkreislauf des Empfängers verbunden werden,
- der Harnleiter des Transplantates kann problemlos in die Harnblase des Empfängers eingepflanzt werden,
- die Niere kann im Anschluss an die Transplantation gut kontrolliert werden, ggf. wird bei Verdacht auf Abstoßungsreaktionen eine Gewebeprobe entnommen.
-

6.5. Probleme

Nachdem die neue Niere an den Blutkreislauf angeschlossen ist, beginnt bei 2/3 der Patienten sofort die Harnproduktion. Die Stoffwechsellage sowie der Wasser- und Elektrolythaushalt normalisieren sich innerhalb weniger Wochen.

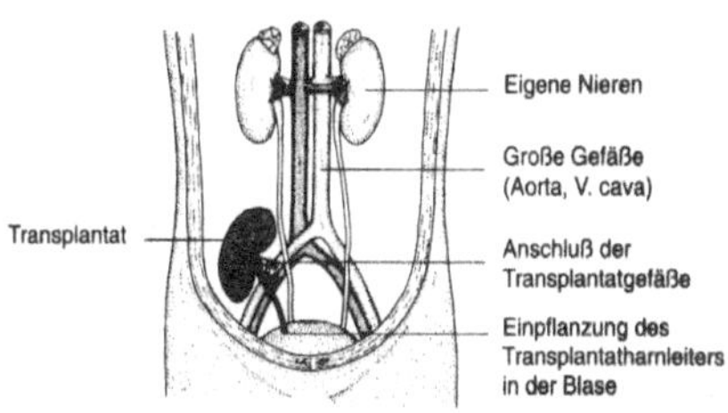

Abb. 8: Lage des Transplantates (Quelle: DAUL et al. (1997), S.85)

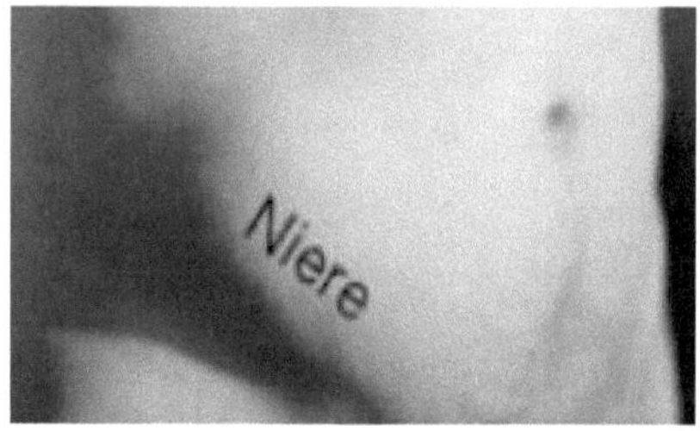

Abb. 9: Lage des Transplantates unter der Haut (Quelle: http://lebendnierenspende.gaehnchen.de/seiten/bilder/trans13.jpg, Abruf am 10.06.07)

1/3 der neu implantierten Nieren nehmen ihre Funktion später auf. Dies ist auf eine eventuelle Schädigung des Transplantates während des 24 Stunden Zeitraums zwischen Explantation und Transplantation zurückzuführen. Die Patienten werden dann solange dialysiert, i. d. R. 1 - 4 Wochen, bis das Transplantat seine volle Funktion übernimmt.
Bei 5% der Patienten hat die Transplantation keinen Erfolg. Im Jahre 2005 kam es zu einem Transplantatversagen von 3,1% (www.quasi-niere.de). Bei ihnen liegt das Transplantatversagen häufig an der Abstoßungsreaktion des eigenen Körpers, selten jedoch an operativen Komplikationen (DAUL et al., 2005, S. 83 ff.).

6.6. Immunsuppressive Behandlung und unerwünschte Nebenwirkungen

Die bedeutendste Komplikation bei der Nierentransplantation ist die Abstoßung der neuen Niere. Das körpereigene Abwehrsystem wacht darüber, dass keine fremden Organismen in den Körper eindringen. Ein transplantiertes Organ wird als körperfremdes Eiweiß erkannt. Die Reaktion des Körpers besteht darin, spezielle Blutzellen in das Transplantat zu befördern, deren Aufgabe darin besteht, das körperfremde Eiweiß zu zerstören (z.B. in Form einer Entzündung). Dieser Vorgang wird als Abstoßungsreaktion bezeichnet (DAUL et al., 1997, S. 84). Damit diesem Prozess entgegengewirkt werden kann, muss der Patient ein Leben lang vorbeugend immunsuppressive Medikamente (z.B. Kortison, Ciclosporin, u.a.) einnehmen (DEUTSCHE NIERENSTIFTUNG).

In Tab. 1 sind die derzeit wichtigsten Medikamente (und deren typische Nebenwirkungen) bei Organtransplantationen dargestellt.

Tab. 1 Immunsuppressiva und deren Nebenwirkungen (mod. DAUL et al., S. 86)

Substanz	Spezielle Nebenwirkung
Kortison	Osteoporose, Diabetes mellitus, Linsentrübung (Katarakt), Hautatrophie, Magengeschwüre, Gewichtszunahme

Ciclosporin A	Nephrotoxizität, arterielle Hypertonie, vermehrte Behaarung, Zahnfleischwucherung
Azathioprin	Knochenmarkschädigung, Leberschädigung
Nebenwirkungen aller Immunsuppressiva:	
Verminderung der Abwehrkraft gegen Bakterien, Viren, Pilze; Erhöhung des Tumorrisikos, Steigerung des Blutdrucks	

6.7. Besonderheiten beim Sport mit Nierentransplantierten

Literatur und Studien zum Thema ‚Sport mit Nierentransplantierten' sind kaum vorhanden. Dieser Bereich ist noch weitestgehend unerforscht, so dass sich die Angaben auf Arbeiten von DAUL, STEFANOVIĆ und PAINTER beziehen.

Die körperliche Leistungsfähigkeit steigert sich meistens spontan nach einer erfolgreichen Nierentransplantation, jedoch wird die eines Gesunden eher selten erreicht.
Eine meist jahrelange Krankenvorgeschichte, die „Strapazen" der Operation, die Immobilisation post Op und die medikamentöse Behandlung führen zu einem erneuten Abfall der körperlichen Leistungsfähigkeit (DAUL et al., 1997, S. 265). Besonders die (wahrscheinlichen) Nebenwirkungen der immunsuppressiven Therapie, die zur Entwicklung von

- Hypertonie,
- Hyperlipoproteinämie,
- Gewichtszunahme,
- Glukoseintoleranz, die ggf. zu einem Diabetes mellitus führen kann,
- Osteoporose,
- Muskelatrophie bzw. Muskelschwäche

führen können, sollten durch regelmäßige körperliche Aktivität verbessert werden (PAINTER, 1999, S.159).
Die Sporttherapie widmet sich grundlegend dem Ziel, eine weitere Leistungsminderung aufzuhalten und eine langfristige gute körperliche Leistungsfähigkeit zu normalisieren und zu stabilisieren (Vgl. DAUL et al., 1997, S. 265).
8 Wochen post OP kann mit der Sporttherapie begonnen werden, wenn die Transplantation erfolgreich und unkompliziert verlaufen ist (Vgl. DAUL et al., 1997, S. 265).

<u>Kardiovaskuläre Risiken nach NTX (Nierentransplantation)</u>
Es sind keine Studien bzw. Daten vorhanden, die beweisen könnten, dass ein körperliches Training kardiovaskuläre Risiken explizit beim Nierentransplantierten reduziert (PAINTER,

1999, S. 160). Jedoch existieren genug Belege darüber, dass kardiovaskuläre Erkrankungen der Hauptgrund für die Morbidität und Mortalität nach einer Nierentransplantation trotz neuer immunsuppressiver Berichte und effektiveren Behandlung der Risikofaktoren (insbesondere Hypertonie), sind (Vgl. PAINTER, 1999, S.159).

Körperliche Inaktivität steigert das Risiko der Entwicklung von Herz-Kreislauf-Erkrankungen und ist als eigenständiger und allgemeingültiger Risikofaktor bestimmt worden (PAINTER, 1999, S. 160).

Zusammengefasst sind Belege darüber vorhanden, dass Sport einen speziellen Einfluss auf die o.g. Nebenwirkungen einer immunsuppressiven Therapie hat (Vgl. PAINTER, 1999, S.159-160).

Körperliche Funktion nach NTX

Erfolgreich transplantierte Patienten haben eine bessere körperliche Leistungsfähigkeit als Dialysepatienten. PAINTER (1999) kam bei einem randomisierten Versuch zu dem Ergebnis, dass ein Jahr post OP die „normal“ behandelten Patienten eine signifikant geringere Leistungsfähigkeit hatten als die, die in einer Übungsgruppe trainiert haben.

Durch die Einnahme von Glucocorticoiden kommt es zu einem Rückgang der Muskulatur. Nur noch rund 70% der normalen Muskelkraft des M. Quadriceps femoris waren bei Probanden einer weiteren Studie vorhanden. In dieser wurde untersucht, ob durch ein gezieltes isokinetisches Muskeltraining der Quadricepsmuskulatur dem Muskelrückgang entgegen gearbeitet werden kann. Als Ergebnis wurden eine normale Muskelkraft und ein normales Muskel-Fett-Verhältnis erreicht. Ebenfalls wurden bestimmte Alltagsbewegungen geübt (z. B. auf einen Stuhl auf- und absteigen), die sonst im Alltag eine schwere Übung für NTX-Patienten darstellen (HORBER et al. in PAINTER, 1999, S.161-162).

Hier zeigt sich, dass ein spezielles Kraft- (-ausdauer) training ein positiver Gegenspieler zu den Nebenwirkungen der immunsuppressiven Therapie darstellt.

Welcher Level an körperliche Leistungsfähigkeit erreicht werden kann, ist jedoch unbekannt. Komplikationslose organtransplantierte Patienten besitzen das Potential zu einer hohen körperlichen Leistungsfähigkeit. Beispielsweise absolvierten Teilnehmer bei den *World Transplant Games* 1996 u.a. die Disziplinen Marathon, Triathlon, Geländelauf, Ski-Rennen oder halbprofessionelle Fußball Wettbewerbe (Vgl. PAINTER, 1999, S.162). Jedoch ist es nicht das Anliegen der Sporttherapie, einen Leistungssportler aus einem Nierentransplantierten zu machen. Die Herausforderung liegt darin, den meist nicht genug informierten Patienten zu motivieren, damit er seine Stärke und Leistung wiedergewinnt, die er für den Alltag, Arbeit und Freizeit benötigt (Vgl. PAINTER, 1999, S. 162). Nach ROST et al. (2005) sollte der Patient an regelmäßigen Breitensport teilnehmen.

Gesundheitsbezogene Lebensqualität

Bei den *US-Transplant Games* 1996 wurden körperlich aktive Patienten mit dem Fragebogen SF-36 untersucht. Diese gaben eine höhere körperliche Lebensqualität an, als körperlich Inaktive.

In einer weiteren Studie (Abb. 9) wurden 104 Nierentransplantationspatienten fünf und mehr Jahre post OP mit dem SF-36 befragt. Dort gaben körperlich Aktive höhere Werte zur Lebensqualität an. Jedoch ist auf diesem Gebiet noch viel Forschung nötig (PAINTER, 1999, 162-163).

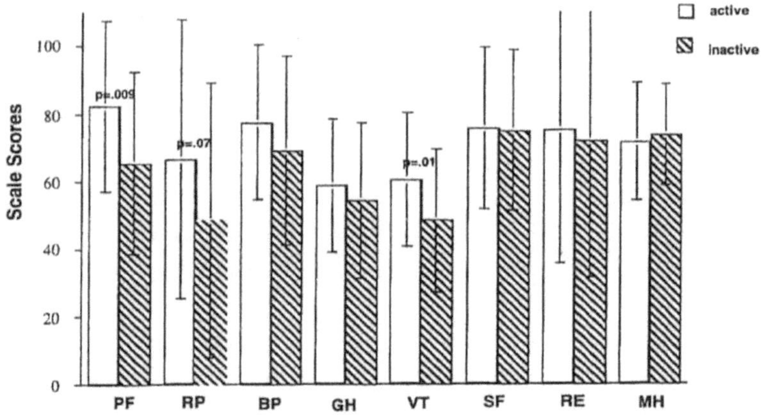

Abb. 10: SF-36 Skalen von aktiven und inaktiven Nierentransplantatempfänger (Quellle: PAINTER, P., 1999, S. 162 -163)

Psycho-soziale Aspekte

Nach einer erfolgreichen Nierentransplantation steigt die Lebensqualität an, diätische Einschränkungen werden geringer, der NTX-Patient gewinnt mehr Zeit am Tag, da ihm die ständige Dialyse erspart bleibt, ihm ist eine freiere Urlaubsplanung möglich, usw.

Trotzdem können neue psychische und soziale Schwierigkeiten auftreten. Mögliche Ängste vor dem Verlust des Transplantates können den Patienten in eine depressive Stimmung versetzen u. / o. zu einem hypochondrischen Verhalten animieren (Vgl. DAUL et al., 1997, S. 266), so dass alles gemieden wird, was der neuen Niere schaden könnte (Vgl. PAINTER, 1999, S. 163). Selbst Familienmitglieder treten schützend auf und raten von körperlichen Aktivitäten ab (Vgl. PAINTER, 1999, S. 163). Eventuelle Versagensängste vor Dritten können auftreten, da allgemein große Erwartungshaltung an den Tag gelegt wird. Das Selbstbewusstsein kann abnehmen und so kann meist nicht allein durch eine NTX die soziale Isolation überwunden werden.

Die Sporttherapie sollte auch in diesem Bereich Anwendung finden. So muss versucht werden, in Form von kommunikativen und motivierenden Elementen dem Patienten positive Erlebnisse zu verschaffen, um Ängste zu verringern und eine mögliche soziale Isolation aufzuheben (Vgl. DAUL et al., 1997, S. 266).

Welche Übungen/ Bewegungen sind geeignet / ungeeignet

Im Grunde genommen sollte jeder Nierenpatient bei einem Sportprogramm teilnehmen, da dadurch sein aktueller Gesundheitsstatus verbessert wird (Vgl. STEFANOVIĆ et al., 2005, S. 12).

Doch bevor ein Sportprogramm aufgenommen werden kann, sollte eine (sport-) ärztliche Untersuchung vorgenommen werden (DAUL et al, PAINTER, STEFANOVIĆ et al.)

Dies sollte für alle Patienten über 35, bzw. für Patienten unter 35 Jahren mit kardiovaskulären - diabetischen Komplikationen in Form eines Belastungs-EKG's erfolgen.

Kein Sportprogramm sollte betrieben werden bei:

- 6 Wochen post-Myokardinfarkt,
- drohendem Herzversagen,
- instable Angina pectoris

(Vgl. STEFANOVIĆ et al., 2005, S. 12).

Durch seine Lage unterhalb der Bauchmuskulatur (Abb. 9) ist das Transplantat gegen äußere Einwirkungen relativ ungeschützt. Daher sollte der Betroffene mit Geräten und dem eigenen Körpereinsatz vorsichtig und kontrolliert umgehen, damit das Transplantat nicht verletzt wird.

Bodenübungen in Bauchlage sind zu vermeiden, da diese für die Patienten unangenehm sind und es zu erhöhten Druckbelastungen mit kurzzeitigen Durchblutungsstörungen kommen kann.

Wie bereits im Punkt der psycho-sozialen Aspekte angesprochen, sollten Gruppenübungen angeboten werden, die die Kommunikation und die Motivation steigern.

Außerdem sollte beachtet werden, dass bereits bestehende Schäden des Nierenpatienten weiterbestehen. Dies können Veränderungen am Herz-Kreislaufsystem (bspw. Arteriosklerose, Linksherzhypertrophie,) am Skelettsystem (renale Osteopathie[3], o. durch die Kortisontherapie entstandene Osteoporose, eventuelle Hüftkopfnekrose) und eine

---

[3] Verweis auf Kapitel 3

Begünstigung eines Diabetes mellitus durch die immunsuppressive Behandlung sein. Ebenfalls besteht durch die Immunsuppression eine erhöhte Infektanfälligkeit. Daher sollten sich die Patienten bei längeren Pausen eine Jacke überziehen und beim Schwimmen einen Bademantel und Badeschuhe anziehen, um eine Auskühlung zu vermeiden (DAUL et al., 1997, S. 265-266).

Es ist sehr wichtig mögliche Risiken und Verletzungsgefahren zu minimieren. Dies sichert meist ein geregelter Ablauf, inklusive einer ausgedehnten Aufwärmphase. Das Trainingsprogramm sollte von einer geringen Intensität bis zu einer moderaten Belastung gesteigert werden. Im Anschluss ist auf eine angemessene Cool-Down Phase zu achten.

Trainingsempfehlungen für Personen mit speziellen Problemen (orthopädischer Art, Herzkrankheiten, Diabetes, etc.) sind gut auf Transplantationspatienten übertragbar und sollten ihre Anwendung finden (Vgl. PAINTER, 1999, S. 163).

Konsequenzen/ Forderungen

In der Literatur wird verdeutlicht, dass es im Bereich ‚Sport nach Nierentransplantation' noch viel zu untersuchen gibt. Viele grundlegende Kenntnisse sind aus dem allgemeingültigen Bereich übertragen worden, jedoch fehlen uns Sporttherapeuten spezielle Vorgaben/Angaben zu folgenden Themen:
Welche Sportarten eigen sich am besten? Woraus genau sollte ein Idealtrainingsprogramm bestehen, bzw. wie hoch darf die Trainingsintensität sein?

Ein weiteres Anliegen der Autoren ist, dass die NTX-Patienten nach einer erfolgreichen und unkomplizierten Transplantation in ein Langzeitsportprogramm integriert werden, um schneller eine Verbesserung und Stabilisierung der körperlichen Leistungsfähigkeit zu erlangen. Innerhalb dieser Zeit sollte selbst während einer Abstoßungsreaktion das Sportprogramm nicht notwendigerweise unterbrochen werden, sondern lediglich an Dauer und Intensität reduziert werden (Vgl. PAINTER, 1999, S. 163). Eine gesteigerte Aufklärung zum Thema Sport von Seiten der behandelnden Ärzte ist wünschenswert, um den Patienten zu verdeutlichen, dass Sport eine positive Wirkung auf sie hat (Vgl. PAINTER, 1999, S. 163).

7. Literatur

BAENKLER, H. W., FRITZE, D., FÜßL, H. S., u.a. (2001): *Innere Medizin.* Duale Reihe. Thieme Verlag. Stuttgart

BORREGAARD, S., KRUSE, N., RIECKERT, H. (2003): *Bewegungstherapie während einer Dialyse. Eine experimentelle Studie zum Kraft- und Ausdauerverhalten und zur Lebensqualität.* Deutsche Zeitschrift für Sportmedizin, 54 (12), S. 347-351

BREUCH, G., SERVOS, W. (2007): *Dialyse für Einsteiger.* Urban & Fischer, München

DAUL, A. E., KRAUSE, R., VÖLKER, K. (1997): *Sport- und Bewegungstherapie für chronisch Nierenkranke. Lehrbuch für Sportlehrer, Übungsleiter, Krankengymnasten und Ärzte.* Dustri-Verlag. München Deisenhofen

HAUTMANN, R., HULAND, H. (2001) : *Urologie.* Springer Verlag, Berlin.

HOLLIS J., CORDEN E., WILLIAMS P.F.: *Longitudinal evaluation of a weight reduction program for patients on peritoneal dialysis.* Perit Dial Inter 2005; Vol. 25: 152-4

KHAN, I., CATTO, G., EDWARD, N., MACLEOD, A.: *Death during the first 90 days of dialysis, a case control study.* Am J Kidney Dis. 1995, 25 : 278.

MARTINI, S. (2006): *Effekte des Lymphozytenmodulators FTY720 auf den Verlauf der akuten und chronischen Anti-Thy1-induzierten renalen Matrixexpansion.* Medizinische Fakultät der Charité –Universitätsmedizin Berlin.

MENCHE, N.(2003): *Biologie Anatomie Physiologie,* Urban & Fischer Verlag, München

MILLER, B., CRESS, C., JOHNSON, M. (2002): *Exercise during hemodialysis decreases the use of anihypertensive medications.* Am J Kindey Disease, 2002, 39 (4), S. 828-833

M. JEHLE, P. (2004) : *Niereninsuffizienz und Folgeerkrankungen.* Uni-Med Verlag, Bremen.

MUSTATA S., COOPER L., LANGRICK N., SIMON N., VANITA JASSAL S., OREOPOULOS D.G.: *The effect of a Thai Chi in exercise program on quality of life on patients on peritoneal dialysis: a pilot study.* Perit Dial Inter 2005; Vol. 25 suppl.3: 291-4

PAINTER, P.: *Exercise after renal transplantation.* Adv Ren Replace Ther. 1999. Apr;6(2): S. 159 -164

ROST, R., (2005): *Sport- und Bewegungstherapie bei Inneren Krankheiten. Lehrbuch für Sportlehrer, Übungsleiter, Physiotherapeuten und Sportmediziner.* 3. überarb. und erweiterte Auflage, Deutscher Ärzte Verlag, Köln

RUS, R., PONIKVAR, R., KENDA, R.B., BUTUROVIC-PONIKVAR, J. (2003): *Effect of Local Physical Training on the Forearm Arteries and Veins in Patients with End-Stage Renal Disease.* Blood Purif, 2003, 21, S. 389-394

SCHÜREN, U., RINSCHEN, W. (2002): *Sport- und Bewegungstherapie während der Hämodialyse.* Dustri-Verlag Dr. Karl Feistle, München

SÖKELAND, J., SCHULZE, H., RÜBBEN, H. (2001) : *Urologie.* Georg Thieme Verlag, Stuttgart.

STEFANOVIC, V., MILOJOVIC, M.: *Effects of physical exercise in patients with end stage renal failure, on dialyses and renal transplantation: Current status and recommendations.* Int J Artif Organs. 2005. Jan; 28 (1): S. 8 - 15

TORTORA, G. J. ; DERRICKSON, B. H.: *Anatomie und Physiologie.* WILEY-VCH Verlag, Weinheim 2006.

7.1. Internetquellen

Deutsche Nierenstiftung
http://web.mannheim.de/nierenstiftung/10_Transplantation.pdf Abruf am: 24.05.2007

Frei, U., Schober-Halstenberg, H. – J. (2006): *Nierenersatztherapie in Deutschland. Bericht über Dialysebehandlung und Nierentransplantation in Deutschland 2005-2006.*, Quasie-Niere gGmbH
http://www.quasi-niere.de/download/berichte/de/QuaSi-Niere-Bericht_2005-2006.pdf Abruf am: 20.06.2007

Saleh Al-Mwalad, M. A. (2005): *Urinfisteln und Ureterstenosen nach Nierentransplantation.* Dissertation. Martin-Luther-Universität Halle/Wittenberg. http://deposit.ddb.de/cgi-bin/dokserv?idn=978835166&dok_var=d1&dok_ext=pdf&filename=978835166.pdf Abruf am: 17.05.2007

Transplantationsgesetz – (TPG) Gesetz über die Spende, Entnahme und Übertragung von Organen vom 5. November 1997 (BGBl. I S. 2631)
aus: http://www.medizinrecht.de/gesetze/transplantationsgesetz.htm, Abruf am: 12.06.2007

Transplantationszentrum Uniklinikum Bonn
http://www.meb.uni-bonn.de/tpz/nieretsp.htm#label1 Stand 2004, Abruf am: 17.05.2007

www.info-dialyse.de, Zugriff 10.6.2007
www.fmc-ag.de, Zugriff 10.6.2007
www.medizininfo.de, Zugriff 10.6.2007

7.2. Abbildungsverzeichnis

Abb. 1: www.niele.net/work/abb/exkretion2.jpg, Zugriff am 24.06.2007.
Abb. 2: www.diabetespro.de/wub/j/image_preview.jsp?paragraph_id=V050805ANOND 033552&previ ew_ media_id=M050805ANOND009510, Zugriff am 24.06.2007.
Abb. 3: JEHLE, M. (2004): Niereninsuffizienz und Folgeerkrankungen. Uni-Med Verlag, Bremen.
Abb. 4: www.phy-dialyse.de, Zugriff am 07.06.2007
Abb. 5: www.niere.org, Zugriff am 07.06.2007
Abb. 6: www.herz-jesu-kh.de, Zugriff am 07.06.2007
Abb. 7: BREUCH, SERVOS (2007): Dialyse für Einsteiger, Urban & Fischer, München, S.147
Abb. 8: DAUL et al. (1997) Sport- und Bewegungstherapie für chronisch Nierenkranke. Lehrbuch für Sportlehrer, Übungsleiter, Krankengymnasten und Ärzte, S.85
Abb. 9: www.lebendnierenspende.gaehnchen.de/seiten/bilder/trans13.jpg, Zugriff am 10.06.07
Abb. 10: PAINTER, P.: Exercise after renal transplantation. Adv Ren Replace Ther. 1999. Apr;6 (2): S. 162 -163